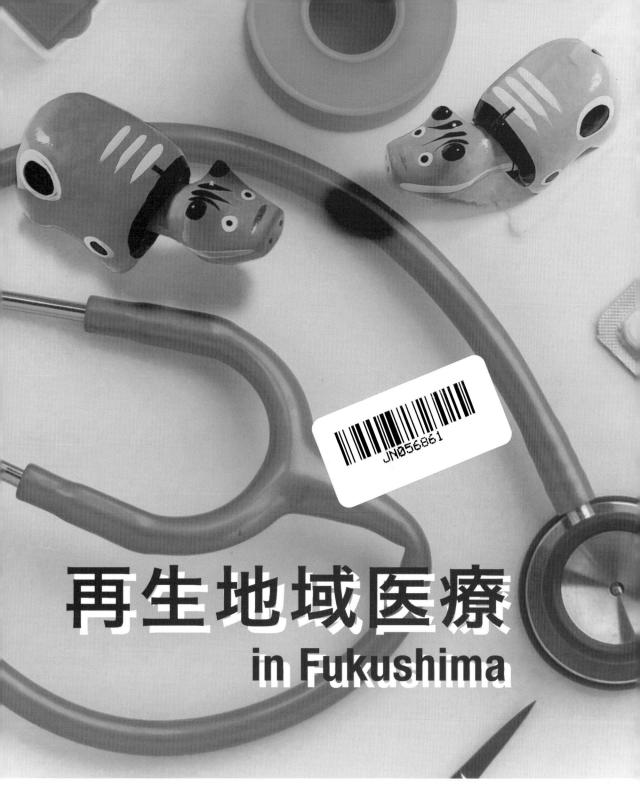

再生地域医療
in Fukushima

編集 ｜ 鎌田一宏
　　　　東　光久

vol. *16*

Japanese Consortium for General Medicine Teachers

目次

Contents

ジェネラリスト教育コンソーシアム
Japanese Consortium for General Medicine Teachers
設立趣意書

　私たちは，本研究会を，ジェネラリストを目指す人たちを育てる Teachers の会として設立しました.

　2010 年に日本プライマリ・ケア連合学会が設立され，ジェネラリストの養成が焦眉の急となっております. すでに家庭医療専門医および病院総合医の認定医・専門医制度は日本プライマリ・ケア連合学会で動き出しております. また旧日本総合診療医学会はその学会誌「総合診療医学」誌上で二度にわたり病院総合医の特集号を刊行しています. 私たちは，これらの成果の上に立ち，ジェネラリストが押さえておくべきミニマム・エッセンシャルを議論するとともに，日々の実践に有用な診療指針を学ぶ場を，この研究会で提供しようと思います.

　繰り返し問われてきた分化と統合の課題への新たな挑戦として，わが国のジェネラルな診療への鋭い問題提起となり，医学・医療の発展の里程標として結実することが，この研究会の使命だと私たちは考えています.

　本研究会の要点は，下記のとおりです.

目的：
　「新・総合診療医学—家庭医療学編」および「病院総合診療医学編」（2 巻本として株式会社カイ書林より 2012 年 4 月刊行）の発刊を契機に，これからの家庭医・病院総合医の学びの場として，本研究会を設立する.

活動内容：
　本研究会は，Case based learning + Lecture を柱とする症例検討会およびプラクティカルな教育実践報告の場である.

研究会のプロダクツ：
　提言，症例と教育レクチャー，依頼論文および教育実践報告（公募）を集積し吟味・編集したうえで，「ジェネラリスト教育コンソーシアム」として継続して出版する.

事務局：
　本研究会の事務局を，株式会社尾島医学教育研究所に置く.

2011 年 8 月

　　「ジェネラリスト教育コンソーシアム」 設立発起人
　　　藤沼康樹（医療福祉生協連家庭医療学開発センター ;CFMD)
　　　徳田安春（地域医療機能推進機構 (JCHO) 本部顧問）
　　　横林賢一（広島大学病院　総合内科・総合診療科）

前書き

　ジェネラリスト教育コンソーシアムは 2011 年，奇しくも東日本大震災の年に第 1 回を開催し，翌 2012 年にその記録をムック版 Vol.1「提言—日本の高齢者医療—臨床高齢者医学よ 興れ」と題して刊行しました．その後の 10 年の経緯は，Box 1 の「ジェネラリスト教育コンソーシアム 10 年の歩み」をご覧ください．このジェネラリスト教育コンソーシアム Vol.16「再生地域医療 in Fukushima」は，2021 年 5 月に行われた「新時代の地域医療−会津の在宅医療」と 2021 年 9 月に行われた「患者力を引き出すスキルを磨く」の記録を合わせて刊行します．本書が東日本大震災後 10 年を経た，福島復興に幾ばくかの寄与となればこれに勝る喜びはありません．

2021 年 12 月　ジェネラリスト教育コンソーシアム　事務局　㈱カイ書林

「ジェネラリスト教育コンソーシアム」の 10 年の歩み

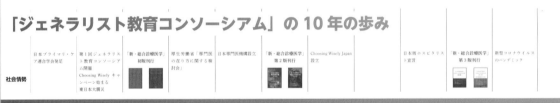

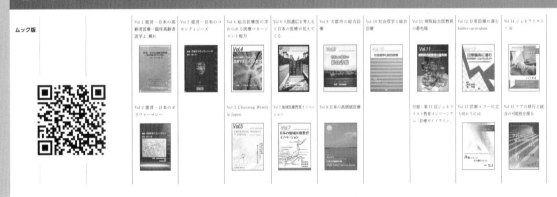

Editorial

再生地域医療 in Fukushima

鎌田 一宏

　未来には，未来に則した医療が必要です．日本は諸外国に先立ち，少子高齢化と共に到来した人口減少に直面していますが，世界人口は 2050 年に 97 億人，2100 年には 112 億人に達すると国連は試算します．現在，世界の約半数が都市部で暮らしていますが，2100 年には世界の約 8 割が都市部に集約するともいわれています．そんな未来にどんな医療が必要とされるでしょうか．COVID-19 のような新興感染症対策はもとより，テロ対策や，震災・水害をはじめとした災害医療の充実は必須でしょう．

　だが一方で，約 2 割の人々は様々な理由をもって，地方に，へき地に留まるのもまた事実です．医療者を含め人口密度が極めて低く，移動手段の乏しい地方においても，質の高い医療は提供されるべきです．従来の概念にとらわれない，新たな地域医療の展開が未来には必須です．このフォーラムが，日本を超えた，世界規模での地域，へき地医療の充実を目指す布石となれば幸いです．

Revitalization of community medicine in Fukushima

Kazuhiro Kamata

The future requires medicine to conform to future society. Japan, preceding many other foreign countries, now faces population decrease come along with declining birthrate and aging population. The United Nation estimates that the world population will reach 9.7 billion people in 2050 and 11.2 billion people in 2100. One half of the world's population lives in urban areas in the present time, moreover it is said that 80% of world's population will be concentrated in urban areas in 2100. What kind of medicine will be required in such a future society? Of course it's vital to complete disaster medicine, to begin with measures against emerging infectious diseases like COVID-19, for counterterrorism, earthquakes and flood disasters in urban areas. On the other hand, it's true that 20% of Japan's population will live and stay in remote and rural areas for various reasons. Even in remote areas with extremely low population density including medical staff, and poor means of transportation, high quality medicine should be provided. It's necessary for future societies to develop a new community medicine based on unconventional thinking. It is more than we can dream for if this 16th Japanese Consortium of Generalist Medicine Teachers can make a cutting-edge plan to develop remote and rural medicine in the world as with in Japan.

新時代の地域医療－会津の在宅医療

Introduction

徳田 安春

群星沖縄臨床研修センター
ジェネラリスト教育コンソーシアム会長

　まずこの 10 年間のジェネラリスト教育コンソーシアムの活動と，そのプロダクツとして世の中に刊行した書籍をご紹介します．2011 年に東京品川で第 1 回ジェネラリスト教育コンソーシアムが開催されました．コンソーシアムはその後年 2 回開催されています．2012 年から毎年その記録を収めたムック版が出版されています．年 2 回のうち 1 回は東日本，もう 1 回は西日本というように交互に開催しています．当初の世話人は藤沼康樹先生，私，それに横林賢一先生の 3 人でしたが，藤沼先生と横林先生はご都合で交代され，現在は私が Chairman を，また和足孝之先生が Editor in chief を務めています．若手の先生方が多数入られてますます活性化しています．今回はコロナショックでオンラインによる開催ですが，オンラインなので遠方からも参加しやすく，そのため波及効果も大きいというメリットもありますので，新たな発展の契機になると思います．

　Volume 1 ～ 15 までムック版が出版されています．その内容を下記にお示しします．

Volume 1：高齢者医療　　　　　　Volume 9：高価値医療
Volume 2：ポリファーマシー　　　　Volume 10：社会疫学
Volume 3：コモンディジーズ　　　　Volume 11：病院総合医教育
Volume 4：医療マネージメント　　　Volume 12：Hidden Curriculum
Volume 5：Choosing Wisely in Japan　Volume 13：診断エラー
Volume 6：入院適応　　　　　　　Volume 14：総合診療× AI
Volume 7：地域医療教育　　　　　Volume 15：ケアの移行と統合
Volume 8：大都市の総合診療

　これらのトピックは，今では当たり前のように雑誌の特集や単行本に取り上げられていますが，これらはすべて他の追随を許さずに，先駆的にこのコンソーシアムで取り上げたのです．今では多くの医学系雑誌が「AI が来てたいへんだ」と言っていますが，我々はすでに「ジェネラリスト× AI」を取り上げました．Choosing Wisely 然り，社会疫学然りです．このような意味で，このコンソーシアムは Cutting Edge, 世界最先端の学習の場です．このムック版を読むだけで，ジェネラリストに関するトピックが見えてくるのです．

　現在このムック版の編集長に和足先生をお迎えしていますので，本日も発言をお願いします．今回は参加者 23 名ですが，「世の中は少人数から変わる」ということばがあります．明治維新も少人数から始まりました．このコンソーシアムはおよそ 20 ～ 30 名で開催されてきましたが，発言は確実に文字化され世界に出版されてきました．皆さんの発言も文字化され，編集作業の中で更なる Input をいただいたうえで刊行されます．また，このムック版は歴代厚生労働大臣に寄贈していますので，我が国の医療政策にも反映される可能性もあります．皆さんの今後のご発展を期待します．

Lecture 1

ゼロコロナ vs. ウイズコロナ
検査戦略のピットフォール

徳田 安春

群星沖縄臨床研修センター
ジェネラリスト教育コンソーシアム会長

要旨：

1) **感染対策を徹底しないと経済も悪化する．**

　提言：経済を取るか，感染封じ込めを取るか，よくこの二者択一が喧伝されるが，実は感染対策を取らないと経済も悪化する．

2) **感染症の基本対策**

　提言：感染症の基本対策は次の３つ．これらが感染症疫学の基本であるが日本は①が不足している．

　①感染源対策：早期発見と早期保護隔離

　②感染経路対策：３密回避，マスク，換気

　③宿主感受性対策：ワクチン接種

3) **感染源の検査，発見，保護隔離の効果**

　提言：感染源の検査，発見，保護隔離の効果が感染症疫学の基本である．すべての感染者を見つける必要はないし不可能である．実効再生産数（R）を１未満にすれば感染は収束する．

4) **防疫目的の社会的 PCR 検査では感染源の発見と保護隔離が目的**

　提言：検査特性の Gold Standard は防疫目的と診断目的では異なる．防疫目的では感染性が Gold Standard である．防疫目的検査の考え方は肺結核の隔離解除目的の喀痰検査と考えると理解しやすい．

5) **PCR 検査：偽陽性はほぼゼロ（極めてまれなヒューマンエラーによる検体交差汚染でのみ起きる）．**

　リアルワールドデータでも特異度 ≥99.99997% である．特異度 99% も偽陽性率 1% も誤りとなる．

6) **世界のゼロコロナの実際を紹介し，日本の PCR 検査対象の実態を示す．**

　講演後の討論では，感染症疫学を含めたパブリックヘルスの学習と研究ができる大学院の増設が喫緊の課題であることを述べた．

Highlight

Zero COVID-19 vs. With COVID-19: Pitfalls of testing strategy

The lecturer showcased the necessity of Zero COVID-19 campaign through the following six points.

1) Without thorough infection control, the economy worsens.

Recommendation: We are often forced to choose either to keep a healthy economy or to contain corona, however the economy worsens without infection control.

2) Basic measures for infectious diseases

Recommendation: Basic measures for infectious diseases include the following three points. These are basic for infectious disease epidemiology,though number one is in short in Japan.

1. Control of the source of infection: early finding and early protected isolation
2. Control of the root of infection: avoidance of three Cs, mask, ventilation
3. Control of host susceptibility: vaccination

3) The effect of test for the source of infection, finding and protected isolation

Recommendation: The effect of test for the source of infection, finding and protected isolation are basic measures for infectious diseases. It's not necessary and rather impossible to identify all infected people. Effective reproduction number（R）should be less than 1.0.

4) The aim of social PCR test for the purpose of epidemic prevention is to find out the source of infection and to keep infected people to protected isolation.

Recommendation: In terms of a gold standard for test characteristics, there are differences between the purpose of epidemic prevention and that of diagnosis. For the purpose of epidemic prevention, infectiousness is the gold standard. It's easier to consider the test for epidemic prevention like sputum exam for the purpose of releasing isolation of patients with suspected pulmonary tuberculosis.

5）PCR test: its false positive rate is almost zero, while specimen cross-contamination caused by the most rare human error only bring false positive. Specificity of PCR test is more than 99.99997%, and thus the wrong claim is that specificity of PCR test is 99% and false positive rate of PCR test is 1%.

6) Along with zero COVID-19 campaign of successful countries, the underuse of PCR test in Japan is prominent.

There is the urgent necessity to increase graduate schools in Japan so as to learn and study public health including infection epidemiology.

▌はじめに

　コロナ禍で日本は何度も自粛に追い込まれています．この章では，ゼロコロナ vs. ウイズコロナの話をすることによって，自粛を避ける政策を明らかにします．**Box 1** の表は WHO が毎日発表している西太平洋地域の過去 24 時間の COVID-19 の新規感染者数，過去の合計症例数，そして死者数です．これまでの日本政府からの発表は，欧米と比べて感染者も死者数も少ないとして，日本の対策は成功しているとしていました．これには「ファクター X（何らかの原因）」が存在すると言われていますが，そのファクター X で注目されているのは，遺伝的な素因と過去の旧型コロナウイルス感染による交差免疫が絡んでいるのではないかということです．地理的・遺伝的背景の要素をそろえないと比較対象となりません．欧米と比較するのではなく，東アジアや東南アジアの諸国と比較すべきです．**Box 1a** は 2021 年 3 月 19 日現在での合計の症例数と死亡者数であり，これをみるともはや日本は成功モデルとは言えません．フィリピンやインドネシアとともに日本はワースト 3 に入っており，感染者数，死者数は多いです．人口比でみると中国と比べても明らかに圧倒的に多い．オーストラリアのある研究所がコロナ対応世界ランキングを発表しています（Box 1b）．鎌田先生がいたルワンダは 6 位に入っています．日本は 45 位であり，これで本当に成功モデルと言えるのでしょうか？

感染対策を取らないと経済も悪化する

提言：経済を取るか，感染封じ込めを取るか，よくこの二者択一が喧伝されるが，実は感染対策を取らないと経済も悪化する．

2020年の第1期，第2期にGDP（Gross Domestic Product；国内総生産）がたいへんな勢いで低下しました（Box 2）*．日本では2021年にも下がりました．実は，欧米と比べてもGDPの低下が最も著しい国の1つが日本です．欧米は感染者数と死者数が日本よりも多かったのですが，GDPの低下は欧米より日本が悪かったのです．経済優先で経済を成功させたのかというとそうでもなかった．これが「日本モデル」のもう一つの問題点です．

新型コロナの想定外

新型コロナウイルスには3つの想定外がありました（Box 3）．1つは，無症状感染者と発症前無症状期感染者からも感染伝播すること．2つ目は，閉鎖空間では空気感染すること．3つ目は夏の高温多湿高紫外線環境でも感染拡大すること．夏の沖縄でも感染爆発を起こしており，高温多湿紫外線環境でも広がってしまいます．

感染症の基本対策

提言：感染症の基本対策は下記の3つ．これが感染症疫学の基本（Box 4）．
① 感染源対策：早期発見と早期隔離
② 感染経路対策：3密回避，マスク，換気
③ 宿主感受性対策：ワクチン接種

* 編集部注：1988年は，世界の国内総生産(GDP)に占める日本の割合は16%で，日本を除くアジアは6%であった．日本はアジアでは第一位の経済大国だったが，2018年には6%となった．グローバルな観点からみると，日本の経済的地位の低下は顕著で，コロナショックがそれに追い打ちをかけた．

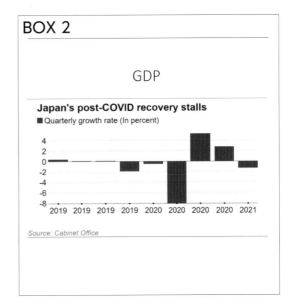

BOX 3　新型コロナの想定外
① 無症状者と発症前無症状期からも感染する
② 閉鎖空間で空気感染する
③ 夏の高温多湿紫外線でも感染拡大する

BOX 4 感染症の基本対策
① 感染源対策：早期発見と早期隔離
② 感染経路対策：行動自粛，3密回避，マスク
③ 宿主感受性対策：ワクチン接種

現在（2021年5月30日）この3番目のワクチン接種が進んでいます．もちろんこれが切り札ではありますが，今後の変異株による免疫逃避の可能性も出てきています．ワクチン接種のペースが変異株出現のスピードに追い付いていません．日本ではこれまでほとんど2番のみに対策を集中していて，これを1年以上国民に強制し続けています．しかし私は1番目の感染源対策（早期発見と早期隔離）が不足していると言っています．

感染源の検査，発見，保護隔離の効果

Box 5のシナリオで，実効再生産数（「1人の感染者が平均して何人に感染伝播するか」を表す指標；R）がどうなるかをみてください．Rが2であれば1人から平均2人へ感染伝播します．もし検査発見，隔離という対策がなければBox 5の上段のように，1人から2人，2人から4人，4人から8人と指数関数的に増加します．そこでこの集団に検査と保護隔離を行い，積極的に感染源対策を行うと，1回目の伝播の1人と2回目の伝播の1人の，この2人を早期発見，早期隔離したとします．するとこのことだけでRが1になるわけです．Rが1未満だと感染が自然収束することが感染症疫学理論でわかっています．

提言：すべての患者を見つける必要はないができるだけ多くみつけることが大切．Rを1未満にすることが大事．

無症状者が感染を広める

New England Journal of Medicine 誌に掲載された論文でも，無症状者からの感染が問題であることが示されました（Box 6）．これは米軍の海兵隊を対象とした研究です．ほとんどが無症状の感染でしたが，この感染者集団分析によると，同じ小隊にいる兵隊や同部屋に住む兵隊の感染リスクが高い．ゲノム分析によって，同じウイルスに感染したことが判明しています．症状によるスクリーニング，すなわち symptom-based strategy では発見ゼロでした．

提言：症状のみでのスクリーニング戦略では感染源の発見は少ない．無症状者は感染伝播できる．定期的スクリーニング検査で感染源を発見すべきである．

米軍の感染対策は現在どうなっているのでしょうか？ある情報筋によると，米軍では毎週1%を無作為にサーベイランス検査しています．例えば沖縄の米軍の兵隊とその家族で数万人いますが，

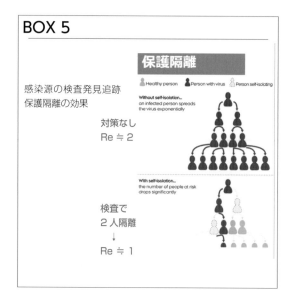

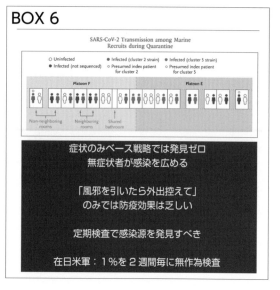

約 5 万人いるとすると 1% は 500 人ですので，約 500 人を毎週ランダムに検査しているわけです．

そこで感染者を発見できたら，その所属する小隊全員を検査しています．この戦略により，沖縄の基地内はほぼゼロコロナを達成しています．達成できたのは 2020 年 9 月以降です．その年の 7 ～ 8 月に米軍基地内のキャンプハンセン等で感染爆発がありました．ところがこの米軍の戦略で test-based strategy が行われてほぼゼロコロナになりました．

ウイルス排泄量の臨床的 Gold Standard

では PCR 検査をしてどのように見つけるのでしょうか？ Ct（Cycle-Threshhold）値を評価に入れた PCR が世界標準です（Box 7）．Ct 値は，PCR 反応を何回回して陽性になるかをみるもので，回す回数が多ければ多いほどウイルスの RNA の量は少ないです．どれくらいが感染性をみるのによいカットオフポイント（検査をした場合に，陽性と陰性を区分する分割点）かについてはおおよそ 30 ～ 35 くらいであることがわかりました．検査機器によって Ct 値は少し異なるので，ベルギーなどは Ct 値を標準化しています．この図の点で「ウイルス培養 positive culture」の陽性者が感染性を持つケースです．鑑別すべきは回復期陽性です．治りかけのときでも陽性が続く期間がある現象です．ウイルスの残骸 RNA をも検出してしまうわけで，これは偽陽性ではなく，回

復期陽性と呼ばれています．もともと PCR 検査は RNA を検出する検査であり，間違って陽性になっているのではなく，正しく陽性になっているのです．RNA の存在を正確に検出しているだけなのです．感染性の有無はそれが培養できるウイルス，感染性があるウイルスなのかということですが，Ct 値で判断できます．

感染性（Infectiousness）があるかないかの判断基準 (Gold Standard)

繰り返しますが，感染性の生物学的な Gold Standard はウイルス培養です．これを行うにはバイオハザード設備が必要であり，地方の衛生研究所ではできず，国立感染症研究所や一部の大学施設などでしかできません．Ct 値が 30 より大きいケースはウイルス量が少なく，ほぼ残骸 RNA を検出しているということになります．鳥取県知事は，この Ct 値も含めて記者会見で発表しています．自治体での感染対策では知事のサイエンス・リテラシーも重要です．

防疫目的の社会的検査では感染源の発見が目標

Box 8 は a, b, c, d のデータからなる 2 × 2 Table です．PCR 検査を行って検査陽性，検査陰性を評価して記入すれば感度と特異度が計算できます．

提言：Gold Standard が防疫目的と診断目的では異なる．防疫目的では感染性が Gold Standard.

BOX 7

ウイルス排量の臨床的ゴールドスタンダードは Ct 値の定量可能な Realtime RT-PCR 検査

BOX 8

防疫目的の社会的検査では**感染源（a）の発見**が目標

PCR	感染性＋	感染性－	的中率
検査陽性	a	b （偽陽性）	a/(a+b)
検査陰性	c （偽陰性）	d	d/(c+d)
感度・特異度	a/(a+c)	d/(b+d)	

診断目的の検査とは gold standard が異なる
防疫目的検査では**感染性 (infectiousness)**
肺結核疑いでの隔離解除目的検査と同じ

感染性の測定基準は生物学的にはウイルス培養ですが，ウイルス培養は簡単にはできない．世界の研究者は RT-PCR (real time PCR) の Ct 値の 30-35 値未満を Gold Standard としています．これが感染性の有無をみる防疫目的検査の目的になります．一方，診断検査は個別ケースに対して診断する目的の検査です．国内の医師の多くはこの認識が混乱しています．

なぜ混乱するのでしょうか．医師は一人ひとりの患者さんがコロナかどうか診断する仕事をしています．コロナの病態は肺炎が特徴ですが，もともと全身感染症です．ウイルスは心臓の細胞の中にいるかもしれないし，腎臓にいるかもしれないし，腸管の中にいるかもしれないし，脳の中にいるかもしれない．それを上気道のウイルス検査でみつけること自体限界があります．これは PCR の精度の問題ではなく，この感染症の臨床的特徴なのです．全身感染症だから来ているのであって，防疫目的の PCR 検査は唾液や鼻腔，咽頭の粘液，喀痰の中にコロナの RNA が存在しているかをみているので，感染性をみる検査としては十分に使えるのです．

肺結核の隔離解除目的が参考になる

防疫目的の検査は肺結核疑いでの隔離解除目的検査と同じです．肺結核疑いケースでは，咳と痰が 2 週間以上続く，肺に陰影があるなどでまず隔離します．空気感染対策として，医療者は N95 マスクをつけて，患者さんはサージカルマスクをつけ，陰圧室に入ります．そこで行われる検査は，隔離解除ができるかどうかをみる目的での検査であり，3 連痰検査で抗酸菌染色が陰性であれば隔離解除 OK とします．

隔離解除は OK ですがこれは肺結核が除外されたわけではありません．結核菌は体内の奥に隠れている可能性があります．たとえば胸水があり，胸水を穿刺したら胸水中アデノシンデアミナーゼの高値を認め，結核性胸膜炎だったケース．あるいはその後中枢神経症状が出て結核性髄膜炎だったケース．骨髄や肝，肺の生検，をしたら粟粒結核と診断されたケースもあります．

一方，防疫目的では排菌している活動性肺結核の隔離解除目的と考えたら理解しやすいのです．患者さんが結核菌を排菌しているかをみるための検査ですが，欧米では最近 PCR 検査を用いています．米 CDC のガイドラインによると，喀痰中の結核菌 PCR 検査が 2 回連続陰性であれば隔離解除です．最近の研究では，1 回でも可としてもよいとの結果も出ています．このように防疫と診断の目的をきちんと区別して考えることが大切です．

検査の感度は，診断目的では時間軸に沿って変化します．発症直前から発症早期の時期が最も高くなります．しかし，Annals of Internal Medicine 誌に掲載された間違った論文が，発症してから数日後に一番高くなるという結果を発表してしまい，世界の専門家から批判されています．PCR の測定原理から考えると，ウイルス排泄量が一番多いときに最も感度が高くなるのがあたりまえです．ウイルス量と RNA の量は相関するのは当然ですから，発症前後の感度が一番高くなるのです．これを全く無視して，PCR は常に感度 70% とするのも誤りなのです．

PCR 検査：偽陽性はほぼゼロ（極めてまれ）最低でも特異度 ≥99.99997%

回復期陽性は偽陽性にあらずと上で述べました．それでは 2×2 Table の b はどうなるのでしょうか．Box 9 で b はほぼ 0 です．ここで私は興味深い比較を考えました．妊婦の HIV 抗体スクリーニング検査です．全く危険因子がない妊婦で抗体検査陽性の場合，ほとんどのケースで

BOX 9

偽陽性はほぼゼロ（極めてまれ）特異度 ≥99.99997%

PCR	感染性＋	感染性－	的中率
検査陽性	a	≒0	a/a (≒1)
検査陰性	c	d	d/(c+d)
感度・特異度	a/(a+c)	d/d	

PCR での回復期陽性→「偽陽性」ではない

HIV 抗体は偽陽性です．この場合の判断基準となる Gold Standard 検査は HIV-RNA の PCR 検査です．HIV-RNA が偽陽性ということになったら，そのケースを報告するための科学的論文を書かなければなりません．例えば，CAR-T 細胞療法（患者のリンパ球を取り出してその表面の受容体を bio-engineering で変化させて患者体内に戻す．https://www.cick.jp/visits/CAR-T_ryoho.html）という特殊な治療方法があります．これを行ったときに，HIV の RNA が偽陽性になるという論文があります．HIV に感染していないのに HIV-RNA が陽性というのは Gold Standard 検査で偽陽性になりますから，これは大問題です．論文にしないといけません．それほど PCR 検査は特異性が高いのです．

この理由は高校生レベルの「順列・組み合わせ・確率」を思い出せば理解できます．PCR 検査は特異的な ATGC の 4 つの塩基配列からなる核酸を検出できる検査です．Adenine（アデニン），Thymine（チミン），Guanine（グアニン），Cytosine（シトシン）が並んで PCR 反応のプライマー配列が決まります（RNA ではチミンの代わりにウラシルとなるが，PCR 検査では RNA を DNA に転写するのでここではチミンとして述べる）．その塩基配列の特異性が非常に高い．プライマーの長さが n であれば 4 の n 乗の順列があり，n=10 であれば 1,048,576 通りの順列となり，ランダムに塩基配列を挙げて当たることができる

確率は 1/1,048,576，すなわち 104 万 4576 分の 1 です．それくらいの特異性があるわけですから，2 × 2 Table の b は基本的にゼロなのです．このように偽陽性は検査の原理からはゼロです．唯一あり得るのが検体の cross-contamination（交差汚染）です．これはヒューマンエラーです．陽性者がたくさんいるような集団をまとめて検査する場合，まちがってほかの人の検体を試験管で入れてしまう作業ミスです．これは PCR の検査特性からくる偽陽性ではなく，人間が原因であるアクシデントということです．ヒューマンエラーによる医療事故です．ではそれがロボットにより自動化されたらどうなるのでしょう．Box 9 にあるように，最低でも 99.99997% 以上となります．これは中国で行われた大規模検査のデータでみると，実際には偽陽性はゼロなのですが，陽性者が全部偽陽性であるという「あり得ない仮定」をしたとしても，99.99997% になるのです．

大規模患者ケアの現状

多数の患者さんが市中で出現したときのケアは，世界中でどのように行われているのでしょうか．Box 10 のような中国が最初に作ったシェルター病院，すなわち保護病院が標準です．そして Box 11 や 12 のような英国 NHS のナイチンゲール病院も有名です．5 人分程度の検体を同時に検査できる PCR 検査のプール方式を使えば，コストダウンを図ることもできます（Box 13）．中

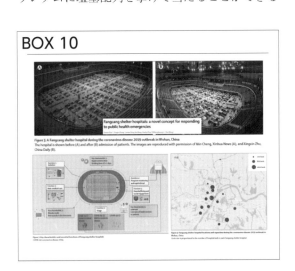

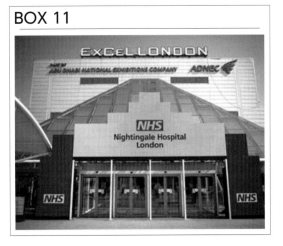

BOX 12

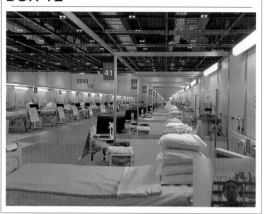

BOX 13

Optimising SARS-CoV-2 pooled testing for low-resource settings

Several policy proposals to suppress severe acute respiratory syndrome coronavirus 2 (SARS-CoV-2) have been supporting mass individual testing in the USA and other countries.¹² With restricted testing capacity, such testing is not only infeasible for low-income countries, but also an inefficient use of scarce testing kits that adversely affects the global supply of testing kits.

epidemic, but since the beginning of May, 2020, there has been a push towards relaxing lockdowns.³ Consider instead the household as a basic unit of analysis. If one person is affected by SARS-CoV-2, the risk of infection among household members is likely to be very high.⁴⁵ In approach 2, the size of the group to be tested is determined to maximise the number of

プール（バッチ）式 PCR 検査
３〜５０人分の検体を
一緒に検査して短時間化
とコストダウンをはかる

低発症率のセッティングで有用
世界ですでに導入

BOX 14

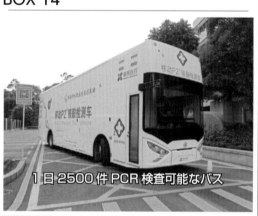

１日 2500 件 PCR 検査可能なバス

BOX 15

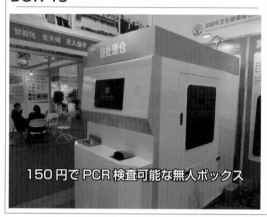

150 円で PCR 検査可能な無人ボックス

BOX 16

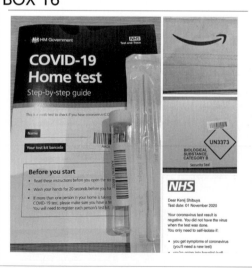

BOX 17

オーストラリア
ビクトリア州

人口 580 万人

州都メルボルン

国の 1 日 2,500 件 PCR 検査可能なバス（**Box 14**）もあります. **Box 15** は 1 回 150 円でできる PCR 検査用の無人ボックスです. **Box 16** は英国 NHS の郵送式の無料 PCR 検査です.

ゼロコロナの実際

Box 17 は, ゼロコロナで有名なオーストラリアにある人口 580 万人のビクトリア州で行った検査の情報です. 州都メルボルンからは毎日このような情報が公開されています. 例えば 2020 年の 11 月 15 日は新規感染者ゼロ, active cases（今治療を受けている人）が 3 人と, ほぼゼロに抑えています. ゼロコロナは「毎日完全に感染者ゼロ」を意味しません. オーストラリアがやっているように市中流行による新規感染者をなるべくゼロにするための政策です. そのためにどうするかが大切です. **Box 17** の一番右の欄をみると 1 日に 8,300 人を検査していることがわかります. 新規感染者がゼロなのに 8,300 人検査しています. この 8,300 人の検査とは何なのでしょうか？それは水際対策と, 市中のサーベイランス検査とスクリーニング検査（定期的な PCR 検査を実施し, 無症状の感染者を早期発見し保護隔離して感染伝播を防ぐ）

です. ゼロコロナ政策はそれを継続的に行うことです. 最近, 英国や米国は市中で迅速抗原検査キットを配布して行っています. 抗原検査の場合は感度, 特異度が問題となりますので（**Box 18**）, 原則として PCR 検査による確認が必要になります.

PCR 検査対象の実態

私たちは, **Box 19** で示したように, PCR 検査を段階的に拡充して行うべきであると申し上げています. 2020 年の 2 ～ 4 月は検査のキャパがなく, **Box 19** の 1 番の有症状者さえも満足に検査できませんでした. その際に政府が言っていたのは,「重症者だけ検査すればよい, 軽症は検査不要, 4 日はうちで＝ 4 日ルール」でした. これにより有症状者への検査は抑えられ, 2 番以降は全く行われなかったのです. しかし, 実際どのくらい抑えられていたのでしょうか？

Box 20 はコロナ受診行動全国アンケート調査であり, 2,137 人からの Web 回答結果です. 有症状者のうち, 受診した医療機関で医師または保健所の判断によって PCR が不要と判断された人の割合が約 60％でした. のちに「キャパがなかった」がその時に使われた言い訳でした.

BOX 18

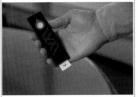

A Cheap, Simple Way to Control the Coronavirus

With easy-to-use tests, everyone can check themselves every day.

By Laurence J. Kotlikoff and Michael Mina
Mr. Kotlikoff is a professor of economics at Boston University and Dr. Mina is an assistant professor of epidemiology at the Harvard T.H. Chan School of Public Health.

July 3, 2020

One of the new at-home paper-strip tests for the coronavirus, licensed from the Wyss Institute at Harvard, that is being developed by Sherlock Biosciences. Wyss Institute at Harvard University

Simple at-home tests for the coronavirus,

BOX 19 PCR 検査対象

1. 症状のある人々
2. 濃厚接触者
3. 水際対策
4. 病院や施設に入院・入所する人々
5. 病院や施設に勤務する人々
6. サーベイランス検査：ホットスポットの感染ハイリスクの人々

BOX 20 コロナ受診行動全国アンケート調査
2,137 人から Web 回答

第 1 波
有症状者のうち
受診した医療機関で
医師または保健所の判断によって
PCR が不要と判断された人の割合

→ 60％

しかし，そのことに関する検証と正確な振り返り，誠実さが必要です．最大の問題は，私たち医師が，臨床的に検査が必要と判断したにもかかわらずPCR検査が断られたことが頻発したことです．当時，私も発熱患者を診て，コロナを疑いPCR検査をしたいと思い，保健所に何回も電話しましたが，断られたことがありました．そこでchange.orgに登録して7万人の賛同を得て（Box 21），これを当時の安倍総理宛に送りました．その後，検査は保険診療でできるようになりましたが，行政検査の問題は今も残っています．一つの問題は，未だに「マスク着用していれば濃厚接触者としていない」ことです．広島県の大規模検査データによると（Box 22），マスクしてもしなくても陽性率に有意差はありませんでした．この感染者集団データではマスクをしていても陽性者が16人，マスクしていなくても17人です．マスクしていたら濃厚接触者でない，とされているのは世界中で日本ぐらいなのです．そのマスクから鼻が出ていたかもしれません．布マスクやウレタンマスクかもしれません．そのようなことも考えずに，単に「マスクしているだけで濃厚接触者ではない」とされているのは科学的ではありません．

Box 23は2021年5月現在の沖縄です．おもてなしの観光地で水際対策を行わないとこのようになります．ゴールデンウイーク期間中には沖縄に約10万人が来ていました．これは東京オリンピックで予想される海外からの移入者以上の人数

です．オリンピックですと選手や関係者はバブル（外部の人々との接触を避けることができる区域）内に留まるため市中には入りません．ところが沖縄の場合，全国から10万人が来て沖縄の市中で動いたのです．その結果，数日後のピーク時には，一日に300人以上の感染者を出したのです．

政策には検証と誠実さが求められる

医療行政では透明性のある検証と誠実さが大切です．しかし，この1年間誠実さを欠いた政策が行われました．それでも，国民の集合知は強かったのです．SNS上には遺伝子工学の専門家が多数います．普段からPCR検査を行なっているプロです．彼らがみると，PCR検査の感度70％，特異度99％のような偽情報はすぐ見破られます．あたりまえですが，医師よりも遺伝子工学専門の人たちのほうがPCR検査を詳しく知っています．毎日その検査を何年もやっているからです．そういうプロを相手に政府や厚労省，その関係者はこのような偽情報を流したのです．

その結果何が失われたでしょうか？私は信頼性だと思います．Box 24が示すようにワクチンへの信頼性も下がっています．政府への信頼性が下がったら何が問題になるかというと，ワクチン接種へのためらいです．ワクチン接種へのためらいと政府へ信頼性低下は相関します．日本でワクチンを打ちたくない人が増えているということは，これまでのウイズコロナ政策に対する透明性と正

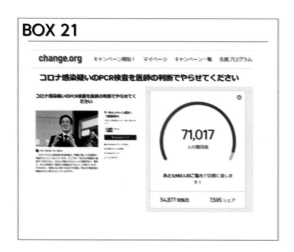

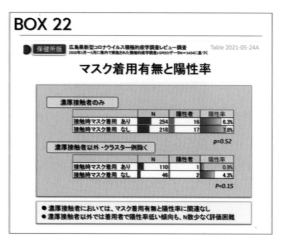

確な検証，そして誠実さが足りないこと，これらによる信頼性の低下を意味します．「PCR検査には偽陽性が多い」とする政府の専門家からの情報こそが「偽」という声が国民から上がっているにも関わらず無視し，国民からの異論や科学的に妥当な意見を終始抑え込んできたことが，信頼性を低下させた最大の問題なのです．信頼回復のためには，透明性と正確で誠実な検証が求められます．

BOX 23

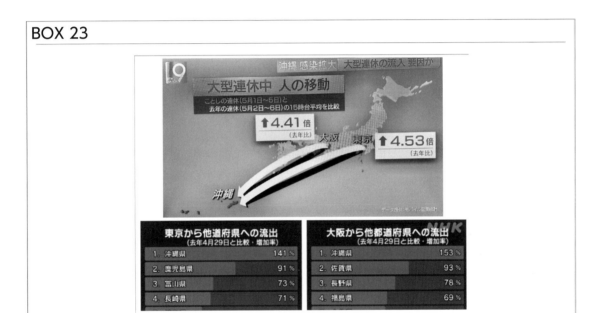

BOX 24

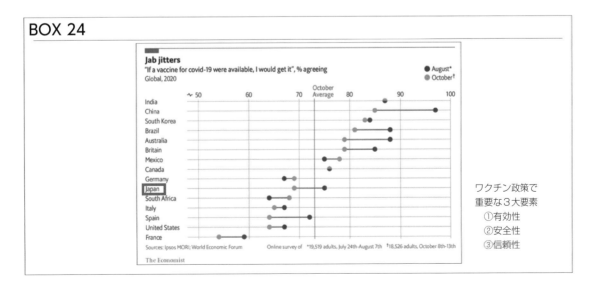

ワクチン政策で
重要な3大要素
①有効性
②安全性
③信頼性

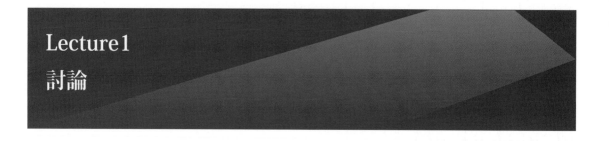

Lecture1
討論

鎌田：徳田先生，ありがとうございます．まさにこの1年半コロナショックが続いていますが，皆様ご意見をお願いします．

（Chat A）臨床と防疫を分けるべきだというのは，ある程度理解できたのですが，防疫としてどう実装するのか？というのが難問と感じています．

徳田：スーパースプレダーとしての感染源となるのはどういうグループかの評価が大事です．症状の強い人たちはあまり外出もしませんのでスーパースプレダー的感染源としては重要ではありません．軽症や無症状の人が市中に出て，カラオケに行ったり，トレーニングジムに出かけたり，屋形舟に乗ったりするのです．問題は，基本的に軽症者や無症状者は病院に来ないということです．ウイルス排泄量が多いにもかかわらず，動き回りますが，自覚がないのであたりまえですが病院には受診しません．そういう人たちを病院で発見して保護隔離することは無理です．2020年に政府は検査拡充と言いましたが，どういうふうに拡充したかというと，検査できる医療機関を広げただけでした．それでは防疫目的の検査の目的を果たすことはできません．医療での検査とは別に，感染密度の高い地域に検査センターを設けて，リスクの高い地域を集中的に継続的に検査するのです．世界の多くの国々ではそのように行われています．実は，沖縄はそれを1回やり，成功しました．感染第2波の2020年7月，那覇市松山という歓楽街で2日間かけて約2,000人の集中検査が行われました．場所は医療機関ではなく港の広場です．風通しのいいオープンスペースでソーシャルディスタンスを確保して行われました．陽性者は86人であり，ほとんど無症状でした．その人たちはホテルに保護隔離されました．この那覇モデルをヒアリングした国立感染症研究所の疫学専門家は，「この成功モデルはどんどん広げるべきである」と厚労省のワーキンググループ委員会で述べましたが，その提言は結局採用されず，今日に至っています．

鎌田：ありがとうございます．

和足：確かに病院で検査するだけでは結構無理ですね．島根と鳥取は検査センターを設置して行いました（利益が上がるようにして）．

鎌田：PCR自体もどの県にも大学にありますが，できるわけです．しかし研究重視のためできない．米国などでは普段の研究を止めても，コロナのPCRを早期から行っています．日本ではそういった対応はできませんでした．不思議なところがたくさんあります．今奥会津では徳田先生がうらやましがるようなゼロコロナです．今後増える恐れはありますが，へき地ゆえのゼロコロナです．私は，日本人でコロナを早めに診たのですが，今は診ていない．臨床，疫学，公衆衛生それぞれの立場から皆さんが発言していますが，横断的に診られる人がいない．1人対1人という実臨床からすると検査重視ではないかという意見はもっともなのですが，1人を千人あるいは万人からどう守るのかといったとき，著明な実臨床の先生の的を射たご意見なのですが，全体的に診られる人が意外に日本には少なかったように思います．さらに，日本では提言が政策に活かされないことが多いと思います．今回このジェネラリスト教育コンソー

シアムでは次の10年を見据えて，研究結果も含めて日本のルールを変えていけるような仕組み作り，またつながりが必要なのではないかと思います．

徳田：症状のある人々に対しても検査を抑制するために作られた「うちで治そう」や「4日はうちで」という間違った戦略に多くの医師はミスリードされました．「検査で医療崩壊」もです．このことを野党に追及された当時の厚労大臣は，最終的に国会答弁で「4日経つくらいだったら必ず検査してください．4日待つ必要はないです」と言い，保健所が誤解したのだと発言しました．しかしそれは事実ではありません．当時，厚労省から保健所への検査のフローチャートが配布され，「4日以内で濃厚接触でなかったら検査を断るように」となっていました．それだけでなく，当時の厚労省は，政治家に対して，感度70％，特異度99％の偽シミュレーション資料を広く流していました．これは遺伝子工学の専門家が読むと驚く偽情報資料でした．

　こういう資料も正確に検証するべきです．なぜなら，今後コロナと同様の新興感染症はいくらでも発生する危険性があります．今回の新型コロナ感染症の発生源もいまだに不明ですが，いずれにしてもこのような新興感染症が発生することは間違いありません．人間によるエコロジーの破壊，気候変動など様々な理由があります．また同じ過ちを犯すのですか？ということです．

　断っておきますが，私は反政府ゲリラではありません（全員笑い）．税金を払っている主権を持つ国民である私たちは忙しいから，代わりに官僚や政治家に政府の仕事をしてもらっています．私たちが上位なのであり，これが国民主権です．さらに私たちは医師，看護師，検査技師という医療プロフェッショナル集団です．プロフェッショナルですから，第一に患者のことを考える哲学と倫理がなくてはいけません．コロナの患者さんが病院にたくさん入院してたいへんであるという地域には，大量の感染者が市中にいます．それを無視して自分たちの病院のベッド数だけ守ればよいと

いう考え方ではいけないと思います．地域や家庭も診るのが地域医療であり家庭医療ではないでしょうか．今日のジェネラリスト教育コンソーシアムのテーマは，再生地域医療です．繰り返しますが，私たちは日々忙しいから政治家や官僚の皆さんに代わりに政府の仕事をしてもらっているのです．政治家の役割は官僚が正しく仕事をしているかチェックすることです．チェックするどころか一緒になって医師や保健所の人達をミスリードし混乱させている．主権者の国民と医療プロフェッショナルがこのこと指摘しておかなければなりません．知の巨人として有名な，地理学者で歴史学者のジャレド・ダイヤモンド氏は「民主主義の大きな強みは意見の不一致である．政府が間違ったことをしたときに国民が抗議し，政府を説得することができるからだ」と述べています．まさに正論ですね．

鎌田：日本には検査のスペシャリストがいますので，政府に提言をしていただきたいと思います．

徳田：私は新型コロナウイルス感染症対策分科会の構成メンバーについても意見を申し上げたいのですが，分科会に現場の総合診療医がいません．

　地域の中小病院ではコロナ患者を総合内科の医師が診ています．通常，呼吸器内科の医師は1人とか2人しかいません，感染症内科医はゼロという病院がほとんどです．また，分科会にウイルス学者はいますが，感染症疫学の専門家がいません．

　基礎ウイルス学と臨床感染症学と感染症疫学は異なる学問です．私は米国疫学大学院留学したとき感染症疫学のコースを取り，集中して勉強してみて，まったく違う学問であることがわかりました．総合系医師は，臨床感染症学だけでなく，感染症疫学も勉強する必要があります．

和足：そのような意見は、セッティングの違いからくる意見の異なりがあるので、周囲に中々わかってもらいにくいでしょうね。

徳田：もちろん臨床感染症学も大切です．患者や

国民のためのパブリックヘルス政策を皆で考えるべきであり，感染症疫学の問題解決については感染症疫学の知見で考えるべきです．

鎌田：日本には感染症疫学の専門家がいるのですね．

徳田：はい．このコンソーシアムでは，このような事実とサイエンスを伝えるのが大事だと考えています．

和足：私が今回確信したのは，現場の先生には現場の視点と視座があります．それなので感染の疫学的な問題は，高い視座から見ないと見渡せないことがあります．人間は目の前に見ていることがすべてであると考えがちなので，病院に来ない人でなく，病院に来て目の前にいるコロナの患者さんがどうなのかの判断にどうしてもなってしまうのです．このあたりをメタ認知（認知していることを認知すること）して，日本全体の中で自分は何ができるかという発想に持っていける人はなかなかいません．これは難しいと思います．視野と視座と視点を自由に変更できるフレキシビリティの高さを保つのは結構難しいのかな，と思います．

▌感染症疫学と公衆衛生学の教育は喫緊の課題

徳田：今回，国立感染研究所の所員が200人から600人になるという計画があります．それはいいのですが，トランプ式失敗のリスクがあります．
　優れたEpidemiologist（疫学者）を増やしてほしいと私は思います．むしろ政府がやるべきことは，School of Public Health（公衆衛生大学院）を増設すべきです．国立感染症研究所を肥大化させるだけだと，時の政権によって翻弄させられるリスクがあります．トランプ時代の米CDCがそうでした．権威あるCDCも，トランプ政権の指示によってサイエンスとして間違ったことを発信していました．しかし，ハーバード大学等の全米のSchool of Public Healthの専門家がただちに指摘してくれていました．
　日本における第5波の最大要因は東京オリン

ピックでした．東京オリンピックがあるがゆえに，陽性者を多く出したくないというドライブがかかり，サイエンスが封じ込まれました．これもトランプ式と似ています．それに対する監視体制としてサイエンスを正確に国民に伝える　watchdog的な存在がプロフェッショナル社会では不可欠です．それが日本ではほとんどありませんでした．
　一部の人たちしか正論を述べませんでした．必要な学問をする若手を育成するという未来志向で行きたいです．

小泉：和足先生が言われた攻撃されてしまうというのは確かにあるのですが，個人では攻撃されますが，このジェネラリスト教育コンソーシアムでじっくり議論して，論理立ててPosition Statementを提出する．臨床医は臨床の立場，疫学者は疫学の立場から違いを認めつつ何がベストか前向きな方向に議論を持っていくことは，このコンソーシアムだったら可能ではないでしょうか？

和足：私もまったくそう思います．私が徳田先生にお願いしたことも，同じことでした．臨床感染症で現場第一になってしまうと徳田先生がおっしゃっていることを理解できないと思うのです．この議論の構造を1枚のスライドに可視化できると嬉しいです．

▌「Knowledge is power 知は力なり」

徳田：医学部で勉強する期間の6年間のうちには公衆衛生学という科目を勉強する機会があります．私も昔，学生時代に受講し単位を取りました．しかし，今振り返ると感染症疫学のコンテンツはほとんどゼロでした．だから，私も留学するまでは感染症疫学の知識に乏しかったのです．今後の日本でもSchool of Public Healthを増やすとともに，医学教育にも感染症疫学の基本プリンシプルを教えたほうがよいと思います．各論的ではない，応用可能なプリンシプルです．たとえば基本再生産数のR0や実行再生産数Rt，そして集団免疫閾値などです．そのような基本知識がないと

政府が何をしようとしているか監視もできず，自分たちのことしか考えないことになってしまいます．「Knowledge is power 知は力なり」(フランシス・ベーコン) です．数年で置き換わるような各論的知識を暗記して，共用試験や国試を突破して，卒業してあとは勉強しないでよい，ではいけません．基本的プリンシプルを大切に共有し，皆がいつでも勉強できるような生涯学習システムも作るべきです．

鎌田：ありがとうございました．熱い討論をいただきました．このコンソーシアムで，小泉先生がおっしゃっていただいたように，中立的な立場から率直に議論する，何が正しいかではなく，お互いが考え方を理解したうえで，何をなすべきか次のステップに進みたいと思います．以上でLecture 1 を終了します．

Lecture 2

へき地での救急医療

阿部 智一

筑波記念病院救急センター長
筑波大学ヘルスサービスリサーチセンター 客員教授

要旨：

　へき地医療は災害と同じような考え方でアプローチしなければならない．へき地で重要なことは，1) 最後まで医療者が健康で，患者さんに会えること，2) 仲間を増やし，仲間に協力を仰ぐこと，3) そして病気を作らないことである．教育的な症例を提示した後，ドクターヘリなどの通信・搬送の手段は，外傷患者に対して有効かという演者の研究を紹介した．また，演者のもうひとつ研究はドクターカーである．ドクターカーは，実際の運用にも研究にもまだ改善の余地があることを述べた．Time dependent disease である外傷でさえエビデンスがなく，ドクターカーを導入して人的資源を含めた資源の無駄使いではないか，evidence-based policy はどこにあるかと地域では考える．新しいデータベースでは抗生剤までの時間が予後と関連してきているが，このような研究は，Health Service Research と呼ばれている．へき地で最も大事なのは，適切な診断と適切なタイミングである．へき地では仕事を増やすより，減らす努力をすべきであり，仕事を増やすなら，仲間を増やす工夫をすべきである．

　講演後の討論では，診断学 vs. 防疫に関して，役割が全然違うのに両方を同じ場所でやるから混同すること，2) 同様に，救急医の検査と入院時検査は役割が違うのに同じ場所でそれぞれの医師が行うので問題の生じていることを述べた．

Highlight

Emergency medicine in remote areas in Japan

Medical care in remote areas should be approached with the same way of thinking as disaster. The important points of medical care in remote areas are,

1) Medical professionals can be healthy all the way so as to see their patients
2) To increase the number of paramedics and to ask them for cooperation
3) Not to cause diseases during medical care

After showing an instructive case, the lecturer introduced one of his studies which unveiled the effectiveness of the information and transportation method such as a helicopter with physician for patients with trauma. Moreover, the lecturer referred another of his studies, a doctor car, in which there's room for improvement to put it into practice or research. Since even a time dependent disease like trauma has no evidence for effectiveness, a doctor car might be waste of resources including human resource. Emergency medicine in remote areas have to take the evidence-based policy into consideration. The new database has unveiled the relationship between antibiotic administration and patient outcome, which is called Health Service Research. Proper diagnosis and proper consultation is the most vital in remote areas. In fact, it's more valuable to decrease work than to increase it, and, to avoid the increase of work a plan an increase of paramedics in remote areas is required.

In the discussion after the lecture, the lecturer pointed out that, in terms of infection diagnosis vs. epidemic prevention, both are conducted at the same place in spite of completely different purposes. The same as this, tests at an emergency room and ones at hospitalization are conducted by physicians at each department of the hospital at the same place in spite of completely different purposes. To sum up, the lecturer stated the problems should be solved by avoiding confusion.

▌はじめに

　本日私に与えられたテーマとして，へき地の救急医療の問題点を，私の臨床研究を中心に述べることです.

　まず自己紹介をします. 私は救急医ですが，手術をしたりヘリに乗ったりという「飛び道具」は何もありません. 私はいわゆる ER Physician で，生まれも育ちも ER です. その研修しかしていません. それと重症疾患も診なければいけないので，ICU の専門医資格を取りました. ER と ICU は社会の縮図であると感じましたので，徳田先生の後を追って，社会医学を学びに米国に留学しました. 帰国後また徳田先生に学ばせていただきました. 診断にこだわりのある救急医，救急の指導医，集中治療の指導医として，社会医学者として現在仕事をしています. このような経歴の医師は比較的まだまれだと思いますが，Clinician Scientist と自分では思っています. 1 年前筑波記念病院というところで，救急科を立ち上げて，現在卒後 10

年以上の救急医が 6 名，専攻医 1 名配置しています. 救急の専門性とはどういうことなのかを考えています. 最近では重症のコロナとかを中心に診ています. したがって, Clinician Scientist といっても，ほとんど Clinician とお考え下さい.

▌へき地とは？（Box 1）

　へき地は，医師が少ないです. 医療におけるへき地はそういう所だと思います. 私は，東京などの主要な都市でトレーニングしましたので，へき地の医療はどこまで知っているのかと言われてしまいます. 水戸くらいしかへき地医療は経験していません. 私が生まれたのは愛媛県の佐田岬（さだみさき）*です.「5 年振りに生まれた男の子」と言われるくらいの田舎で育ちましたので，へき地がどういう所かは知っています.

　へき地を思い浮かべたとき，最初に考えるのは災害です（Box 2）. つまり需要と供給のバランスが崩れた状態です. 医療だけを考えると，へき地では災害と同じような考え方でアプローチしないといけないのではないかと考えています. 災害のとき最も行わないといけないのは, 3S, Self, Scene, Survivor の 3 つを考えようとされています. 今日はこの視点で述べます.

提言：自分大事，なかまを増やす，病気を作らない（Box 3）

＊　編集部注：四国の最も西に位置する長さ約
　　50km の日本一細長い半島）

BOX 1　へき地とは？

交通条件及び自然的，経済的，社会的条件に恵まれない山間地，離島その他の地域のうち医療の確保が困難であって無医地区及び無医地区に準じる地区の要件に該当する地域

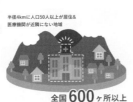

半径4kmに人口50人以上が居住&
医療機関が近隣にない地域

全国 600ヶ所以上

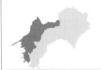

やはり自分が大事です．数年前常総の水害＊がありました．鬼怒川が氾濫して，我々の仲間は救急医なので血気盛んで，ドクターカーでいきなり救出に行きました．鬼怒川の近くまで行ったときに，反対側にある小貝川があふれて逃げられなくなって，自衛隊の救助してもらうという恥ずかしい事態になり，要救助者を増やしてしまいました．

へき地で重要なことは，最後まで医療者が健康で，患者さんに会えることが重要です．

もっと大事なことは仲間を増やし，仲間に協力を仰ぐ．職種に限らず，そして病気を作らない．この3つをめぐってお話ししたいと思います．まず教育的な症例をお見せしましょう．

症例（Box 4）

14歳の男児が救急車で来ました．話を聞くと，4日前から熱が出て，のどが痛い．救命センターから総合病院の小児科を受診した．かぜでしょうとカロナールを処方された．2日前に，それでも良くならないから，かかりつけのクリニックを受診した．マイコプラズマや溶連菌の検査をされて，マイコプラズマは抗原が陽性だったのでマクロライドを処方された．ただ肺炎の症状はない．その後も症状は続き，発熱，咽頭痛，ふらつきがあって，調子が悪くぐったりしているというので救急車で来ました．来たときは比較的元気だった．

＊ 編集部注：2015年9月9日から11日にかけて関東地方及び東北地方で発生した豪雨災害

既往歴（Box 5）

生来健康で，予防接種もスケジュール通り行われている．発熱なのにコロナの検査をされていないのは，1か月前に親族の葬式でクラスターが発生して，濃厚接触者として検査を受けていました．その結果は陽性で隔離2週間されているので，医療者は多分調べなかったのだろうと思います．

身体所見（Box 6）

比較的元気で，熱があるくらいです．のどが赤くてリンパが腫れて痛そう．おなかが痛そうと言っているが，押さえて痛いというのではない．14歳の元気な子が救急車で来て，発熱が何回もあるという症例です．

皆さん，これどうしますか．診断は？検査する？かぜ症状が継続してやってきただけですが，担当の救急医は3回目だからというので，検査をしたようです（Box 7）．

マイコプラズマと言われているけれど，マイコプラズマ抗原も陰性だし，溶連菌も陰性，一応COVIDもやったが陰性で，dispositionはどうしようとなりました．担当医は帰すつもりで，カロナールを出して「家で寝ていなよ，まだ5日くらいしか経っていないし」ということでした．ただ家族が，心配だから入院させて明日帰してくれと言っていると朝，私に申し送られました．

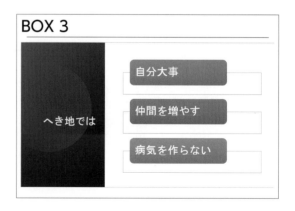

BOX 2

災害とは　Self　Scene　Survivor

BOX 3

へき地では　自分大事　仲間を増やす　病気を作らない

和足：私なら入院させますね.

阿部：私は元気なので, 帰そうかなと思いました.

(Chat)：体動困難というのはどういう状況だったのですか？歩けるんですよね.

阿部：動きが鈍いという感じです. 歩けます. ぐったりしてソファで横になっている. いつもこんなことはかぜでは起きないのに, ということでした.

(Chat)：ふだんのかぜではこんなにしんどくないのに, ということですね.

和足：家族が入院させたいというのは何かあるんでしょうね. 僕はそういうときはだいたい入院させますね.

阿部：僕も退院のときに, 診断が付いていないの

で, 入院時のルーチン検査をチェックしました（Box 8〜10）. たぶん入院時にこれは誰も見ていなかったと思うのですが, 高齢者のような心電図で, これが子どもの心電図と聞いて驚きました. おかしいので, 心エコーを撮ると心臓の動きが悪い. いわゆる心筋炎です.

1回目と2回目に心筋炎を捉えられるか？ 捉えるべきか？

へき地は診断がより重要になってきます.「いつ送るか」という問題が常に付きまといます. 重症の心筋炎の場合には, 研修医には**下記**のように教えています.

提言：1回目は風邪, 2回目も風邪, 3回目に診断すれば生き残る, 4回目はCPA（Cardiopulmonary arrest）で帰ってくる. 診断には時間という因子が大きく関わっている.

BOX 4　症例
- 生来健康な10代歳男児
- 来院4日前
  発熱・咽頭痛のため, 総合病院小児科受診
  カロナールを処方された
- 2日前
  症状が改善しないため, かかりつけクリニックを受診
  マイコプラズマ抗原陽性, 溶連菌迅速陰性で, マクロライドを処方された
- その後も症状が続き, 発熱, 咽頭痛, ふらつき, 体動困難を主訴に救急車で当院来院

BOX 5　既往歴
- 生来健康
- 予防接種歴：スケジュール通り
- 1ヶ月前に無症候性のSARS-CoV-2 PCR陽性

BOX 6　身体所見
- 比較的元気にしている
- Clear BP129/72 HR100 RR28 SpO$_2$ 97%（大気下）
  BT38.9度
- 頭頸部：眼瞼結膜の貧血なし, 黄染なし
  咽頭後壁に発赤あり, 扁桃腫大なし
  右後頸部リンパ節腫脹あり, 圧痛あり
- 胸部：呼吸音清　心雑音なし
- 腹部：平坦軟, 圧痛なし
- 四肢：浮腫なし　紫斑なし
- 麻痺しびれなし
- 頭痛なし, 咳嗽なし, 鼻汁なし, 胸痛なし, 動悸なし, 軽度腹痛あり, 嘔吐下痢なし

BOX 7　検査所見
- TP 7.2
- T-bil 0.5 AST 48 ALT 37 ALP153 CK 40
- BUN/Cr 17.6/0.95
- Na/K/Cl 133/3.6/96
- WBC 8720（Neutro 84.8 Eosino 1.0 Mono 3.9 Lympho 10.7）
- Hb 14.6
- Plt 12.6
- マイコプラズマ抗体陰性　溶連菌陰性
- SARS-CoV-2 拡散増幅検査陰性

BOX 8 入院時ルーチン検査所見

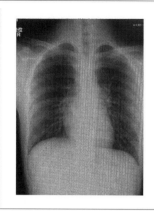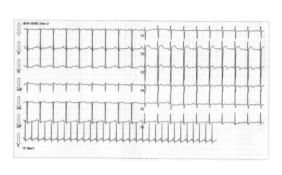

BOX 9 入院時ルーチン検査所見

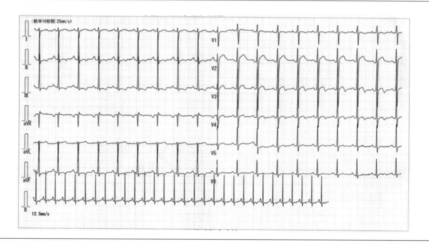

BOX 10 心エコー

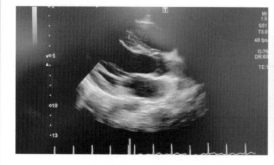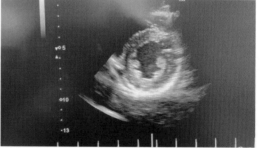

心筋炎は軽症のとき見逃されがちです．Under diagnosis があるかもしれませんが，いつも救急で出会う心筋炎はこのパターンで来ます．この症例は大学に ECMO スタンバイということで送りました．

診断は？

MIS-C（Multisystem Inflammatory Syndrome in Children）：小児多系統炎症性症候群

大学に転院後，粘膜障害あり，消化管障害あり，血球減少あり，IVIgG1 回で解熱．

症候を集めて臨床診断するのが最も難しいです．いわゆる症候群と言われるシリーズ，脂肪塞栓，膠原病やパーキンソン病などは，場所によらず診断することを重要視していかなくてはなりません．「いつ送るか」ということがへき地では非常になってきます．このような診断学は個々にできることですので，訓練すべきはここだと思っています．

私たちの研究の紹介

ドクターヘリなどの通信・搬送の手段は，外傷患者に対して有効かということを研究しています（**Box 11**）．2014 年に Critical Care に報告しました．24,000 例の外傷患者でドクターヘリによる予後の改善を認めるかについて，いわゆる多変量解析でみると，Odds 1.2 〜 1.4 程度の改善を見ることができます．一方で，それだけのリソース，時間を使っても，time dependent disease である外傷であっても，予算を莫大に投じてもこの程度である．これだけの予算を使うならもう少しがんばりたいと考えているところです．

BOX 9　入院時ルーチン検査所見

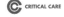

Table 4 Association between transportation method and survival outcome[a]

Analysis	Survival OR (95% CI)	
	At discharge	At ED
Crude (N = 24,293)	0.992 (0.895 to 1.098)	1.437 (1.193 to 1.730)
Unconditional logistic regression		
Standard (n = 15,382)	1.277 (1.049 to 1.556)	1.141 (0.729 to 1.785)
After propensity score matching[b] (n = 2,510)	1.446 (1.220 to 1.714)	2.367 (1.822 to 3.075)
Conditional logistic regression (n = 2,510)	1.230 (1.017 to 1.488)	1.703 (1.255 to 2.311)

[a]CI: Confidence interval; ED: Emergency department; OR: Odds ratio. [b]The covariates used to estimate the propensity score were age, sex, mechanism of injury, type of trauma, initial vital signs (systolic blood pressure, heart rate, risk ratio) and Injury Severity Score.

プレホスピタル診療を形作るもの（Box 12）

　また明確に health service research で考えなければなりませんが，ヘリは乗り物で治療ではありません．有効性はヘリにあるわけでなく，ドクターヘリを形作る因子があります．たとえば距離，速さ，受け入れの準備，医師の経験年数，このような因子はヘリがなくとも改善させることはできます．そのように考えると，1.2～1.4くらいのOdds 比においては，いかなる場所でも，もちろんへき地でも改善させる可能性があることがわかります．

ドクターカー（Box 13）

　私たちのもうひとつ研究はドクターカーです．2018年米国の American Journal of Emergency Medicine に発表したものですが，ドクターカーによる予後の改善は証明することができませんでした．ドクターカーの研究をさらに読み解いていくと，実は輸血までの時間は短縮できていますが，手術までの definitive therapy（標的治療）までの時間に変わりはなかったのです（Box 14）．つまりドクターカーというのは，距離，速度という点ではヘリに比べて劣るのですが，それ以外では差がないはずです．準備という点についてはヘリを形作るものに対しては及んでいないと私たちは考えています．ドクターカーと一言で言いますが，環境は様々で，私も地域でドクターカーを使ったときは，かなりの距離を速く走って早く接触できたことができましたが，都会では渋滞に巻き込まれたりして接触できないことがありました．ドクターカーを導入すれば予後が改善するということだけでは selection bias がかかった研究になってしまうかもしれません．このようにドクターカーは実際の運用にも研究にもまだ改善の余地があります．

医師が動くか，患者が動くか

　以上のことは，医師が動くか，患者が動くかという問題につながります．予防接種のことを考えると，自分たちがやってみて Box 15 のほうがよかったです．高齢者は動きません．服を脱ぐのも遅い，長袖を着ていたりして，彼らが動くのを待っていたら進まないので，医師が動くほうがはるかにいいです．

へき地にドクターカー導入は？（Box 16）

　これは茨城県にあったニュースですが，ドクターカーを導入すると何かいいことがあるのかというと，私としては消防に運んでもらったほうがいいと思います．Time dependent disease である外傷でさえエビデンスがないなか，ドクターカーを導入して人的資源を含めた資源の無駄使いではないか，evidence-based policy はどこにあるかと地域では考えるのです．どちらかが動くという手段の問題ではなくて，効率の問題だと私は思います．医師が，患者と距離のバランスをとって，出られるなら出たらいいけれど，出てほかのことがないがしろになるなら医師は出る必要がない．なぜかと言いますと，プレホスピタルでできることは非常に限られています．医師がしなくていいことはできるだけほかの職種に任せる．災害のときも，実は外傷などもわかりやすいときのトリアージは，救命士やナースを先頭に立たせるのが基本です．例えば聖路加国際病院で経験したのは，大きな大学が白煙で包まれたときとか，大量のアナフィラキシーショックの症状が現れたとか，マ

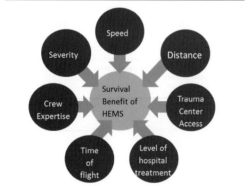

BOX 12 プレホスピタル診療を形作るもの

・Figure 2：Determinants of improved outcomes associate with HEMS. *1 revised

1. Galvagno Critical Care 2013, 17:169

BOX 13　ドクターカー

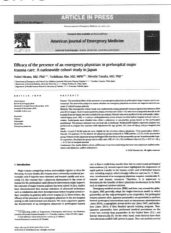

Table 4
Primary and secondary outcome comparisons.

Logistic regression analysis	Survival OR	95% CI	p value
Survival to hospital discharge	1.160	0.967 to 1.400	0.109
Survival to ED	0.689	0.468 to 1.010	0.058

Cox proportional hazard regression analysis	HR	95% CI	p value
Time to events from the site arrival of EMS			
Hospital arrival	0.588	0.554 to 0.623	<0.001
CT scan	0.741	0.695 to 0.791	<0.001
Blood transfusion	1.261	1.097 to 1.449	0.001
Surgery	1.062	0.950 to 1.188	0.290

Multivariable logistic regression analysis for survival outcomes and Cox proportional-hazard regression analysis for other secondary outcomes were performed with adjustment for age, gender, Injury Severity Score, cause of injury, and pre-hospital vital signs (systolic blood pressure, diastolic blood pressure, respiratory rate, heart rate, and Japan Coma Scale).
OR: odds ratio, CI: confidence interval, ED: emergency department, HR: hazard ratio, EMS: emergency medical service.

BOX 14

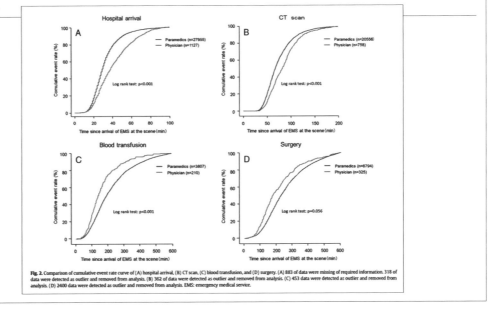

Fig. 2. Comparison of cumulative event rate curve of (A) hospital arrival, (B) CT scan, (C) blood transfusion, and (D) surgery. (A) 883 of data were missing of required information. 318 of data were detected as outlier and removed from analysis. (B) 362 of data were detected as outlier and removed from analysis. (C) 453 data were detected as outlier and removed from analysis. (D) 2400 data were detected as outlier and removed from analysis. EMS: emergency medical service.

BOX 15　舞鶴方式？

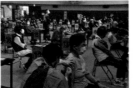

ワクチンはこの方が良かった

高齢者は SLOW

医療者が動く

https://mainichi.jp/articles/ 20210517 / k00/00m/040/082000c

BOX 16　へき地にドクターカー導入？？？

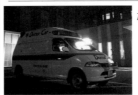

たまにあるニュース

ンホールの下で人が何人か倒れているなど，いわゆる原因不明のときはトリアージには最も優秀な人材を立たせることになっています．したがって地域の実情やマンパワーに応じて考える必要があります．

早く介入することが正義か？

Box 17 は，2021 年 に World Journal of Emergency Surgery に発表した研究です．骨盤骨折の患者さんで，IVR（Interventional Radiology；画像下治療）をどのくらいの早さで行ったらいいかを検討しました．ショックの場合，早ければ早いほうがいいのは当然です．しかしショックでなく，バイタルサインが安定した患者さんの場合はどうなのかを研究したのです．バイタルサインが安定している骨盤骨折の患者さんでも，できるだけ早く行って方が予後はよさそうである．臨床経験上も骨盤骨折は来院時，バイタルサインが安定していても，気が付いてモニターを見たらショックになっていることが結構あります．後腹膜の出血は free space ではないため，ゆっくり出血するということを考えれば，納得できます．一方で，最近の私たちの研究（2019 年 Critical Care，Box 18）で，つねに早く介入することは正義ではないかもしれないということが考えられています．日本の 30 以上の救命センターに来た敗血症の患者 1,220 人を検討しました．いわゆる「Door to antibiotic time」（抗生剤投与までの時間と予後の関係）は，重症度を加味しても，来院から抗生剤投与までの時間を早くしても，予後との関連は認めませんでした．

考察（Box 19）

抗生剤投与時間と敗血症の予後の研究は賛否両論あります．その理由は，早期投与が予後改善に繋がるという主な研究は全て後ろ向きで，院外研究の RCT では予後改善を示していないからです．他の time dependent な救急疾患（外傷，ACS，Stroke）との違いがあります．外傷だと血が出たから止める，ACS，Stroke だと詰まったから開通させるのですけど，感染症の場合は，感染してから発見，自分が感じるまで，感じてから診断するまで，診断してから治療するまでの，それぞれ時間が違うのです．それなのに診断から治療のところだけ早くしても限界があるのではないかと思っています．

皆さん，こんなことを考えたことはありませんか？ほとんどの臨床研究，Clinical Practice は「Door to balloon time」＊とか「Door to needle time」＊＊とか呼ばれます．

＊ 編集部注：Door to balloon time（DTBT）：急性心筋梗塞の患者さんが病院に到着してから再灌流療法（閉塞した冠動脈の血流を再開させる治療）が開始されるまでの時間
＊＊ 編集部注：Door to needle time: 病院到着から血栓溶解療法開始までの時間

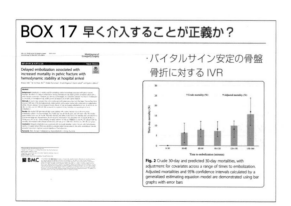

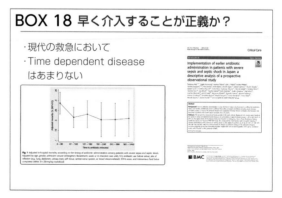

しかしなぜ「Symptom to ～ time」ではないのでしょうか．これは医療者側からすると，基本的にはドアより前は，modifiable（変更可能）ではない，変えれないからです．変えることができるとすると，ドアから出ていかなくてはなりません．その意味では，往診とかが魅力的な手段になる可能性があります．

(Chat)：敗血症に対する補液の開始時間も影響しませんか？

はい，補液の開始時間も影響しないとされています．今私たちが解析している結果を用いても，補液とかカテコラミンの時間はあまり関係しないようです．ただ最近こういう意見が盛んになってきていますので，皆の理解が良くなってきているからかもしれません．

BOX 19 考察

・抗生剤投与時間と敗血症の予後の研究は賛否両論
・早期投与が予後改善に繋がるという主な研究は全て後ろ向き
・院外研究の RCT では予後改善を示していない

・他の time dependent な救急疾患（外傷，ACS，Stroke）との違い

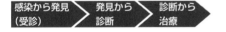

感染から発見（受診）　＞　発見から診断　＞　診断から治療

Health Service Research

新しいデータベースでは抗生剤までの時間が予後と関連してき始めました．このような研究は，Health Service Research と呼ばれています．これはサービスの評価なので，常に一定ではありません．その辺がおもしろいところかなと思っています．

先ほどの診断学の話に戻ります．Box 20 は2019 年の Critical Care に発表した違うデータベースの解析です．日本の ER に来た敗血症患者1,000 人弱の解析です．感染症は最も common な疾患の一つです．誰でも，どこでも接する機会があります．診療すればするほど感染部位を特定するのは常に難しいと私たちも感じています．この Table 2 にある misdiagnosis rate ですが，感染部位はどの場所で診断されるとどのくらい間違っているかを示しています．間違うと Odds 3 くらいの予後不良になります．死亡率のリスク差でいうと 10％も上がります．実際どうやって感染部位を診断しているかというと，検査だけでなく臨床的総合診断です．

提言：へき地で最も大事なのは，適切な診断と適切なタイミングである．

BOX 20　敗血症患者で入院時と退院時の感染部位診断の違い

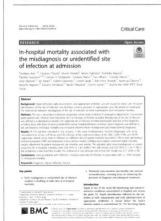

必要な検査は，都会のＥＲでもへき地でもほとんど変わらないと私は思っています．救急外来でやることはどこでもできます．そうするとへき地で最も大事なのは，適切な診断と適切なタイミングだと思います．Box 21 は 2016 年の American Medicine & Surgery に掲載された 3 施設での研究です．これは 2013 年の「ジェネラリスト教育コンソーシアム」で行った研究です（http://kai-shorin.co.jp/product/consortium002.html）．85 歳以上の救急搬送患者で，平均 7 剤の処方があって 72％がポリファーマシーでした．7％が薬剤の副作用で入院しています．実はポリファーマシーは，救急外来からの入院に関連はありませんでした．n が少ないせいか，もしくはもともとポリファーマシーとなるような基礎疾患があることが入院を押し上げていたのか，その辺は難しいですが，ポリファーマシーは入院に関連していても，関連していなくても，防げるものなのです．最近さらに処方が増えています．プライマリ・ケアでは大量に処方を出す例が多いと思います．できるだけ病気を作らないことが非常に重要です．

提言：へき地では仕事を増やすより，減らす努力を．仕事を増やすなら，仲間を増やす工夫を．

自分たちのやる気とか信念だけでは，乗り越えていけません．私のいるつくば市も救急では医療過疎地ですので，それをいつも感じています．ジェネラリストは 80％の疾患に対応できても 80％の患者数には対応できません．医療介入することだけが医療ではないことを考慮して医療を展開することが望まれます．

Box 22 は，2019 年に私たちが Pediatrics of Critical Care Medicine に出した報告ですが，小児外傷 15000 人いて，9000 人に CT を撮っています．これ自体も多いのですが，CT の 40％は全身 CT です．子どもは，自動車に乗るわけではないし，外傷の範囲も限られています．小児外傷の院内死亡率は 2％くらいで，検査を多く行っても予後に差があるとは言えないのであれば，選択的に CT は行わないと被曝など問題が生じます．Less is more ですね．検査を増やすな，病気を作るな，です．

最後に私たちの最新の論文をご紹介します．

外傷合併症（Box 23）

外傷疾患において最初の 48 時間以内に死ぬような疾患はどんどん減少しています．安全にもなってきています．一方で高齢化が進んで入院が長期化しています．そのため外傷で死んでいる人は基本的に合併症によるものです．今後は合併症を防ぐことが患者さんの予後を良くします．私は外傷集中治療より，外傷内科のほうがこれからは重要になってくると思います．もう一つは研究やカルテを見ても，皆が見るのは，head と言われる最初のところで，body と tail，そのあと何を

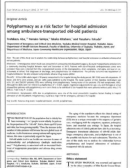

BOX 21 早く介入することが正義か？

・2013 年
・85 歳以上の救急搬送患者
・平均 7 剤の処方
・72％がポリファーマシー
・7％が薬剤の副作用で入院

・ポリファーマシーは入院に関連していてもしていなくても，防げるもの

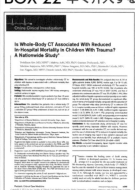

BOX 22 早く介入することが正義か？

・小児外傷 15000 人
・9000 人に CT
・CT の 40％は全身 CT
・小児外傷の院内死亡率は 2％くらい
・予後に差があるとは言えない

起こしたか，合併症がどうなったか，その辺を見る人はまだ少ないです．ですから，研究においてもメッセージにおいても，その辺を示してくれるといいと思います．結局どうなったのか，です．

■ 事前質問への回答

Q1 地域を希望する Dr. とそうでない Dr.，この間の 解離を埋めるには何が必要でしょうか？

私は，今回も 7 人の救急医を同じ場所で働くためにリクルートしました．彼らと話す中で，どうやったらリクルートできるか考えました．やはり職・育・住のバランスが重要で，それを提供できるかをまず考えないといけません．基本的に医師は皆優秀なので，部活のノリで誘って来てくれるのは若いときだけです．優秀な医師の職場をコントロールすることはできません．

やりがい・得られるもの・生活・収入のバランスを整えて紹介することが大事です．それでも地域ができるなら人は増やせます．学年を経るごとに自分だけでは動けなくなるので，学問，ポジション，家族，そういうものがあります．へき地にある Land of opportunity（自分で何でもでき，生活も楽しい）or 生活の Convenience のバランスをうまく取るべきではないでしょうか．

私は，動けることがステイタスであると思っていますので，短い期間でもへき地の経験は非常に重要で，都会と順番で回せるようなシステムが良いと思います．

Q2 医療機関へのアクセス不良の許容範囲は？

今の日本では検査のアクセス不良はそれほどないはずです．CT，MRI ほか細かい検査は外注すれば何でもできます．ただアクセスで考えられるのは，数少ない Time dependent diseases を取りこぼさないことです．これが一つの大きなトピックです．

もう一つはアクセス不良のとき何が足りないのか明らかにすべきです．

提言：人手が足りないのか？ 知識，技術が足りないのか？ 動かないことが患者の希望か？

これを明らかにして，それにアプローチする方法を考えていかなければなりません．

それでも足りないとき，Tele medicine が考えられます．フィリップスがいいシステムを日本に導入しています．私たちも Tele medicine をやりたいのですが，標準化の問題があって，交代制勤務の肝でもあります．まだまだ「俺流」の診療が多くて，例えば心臓血管外科はこんな処方でカテコラミンを大量に何種類もつないでとか，人工呼吸器の設定が変，とかがあるので，エビデンスを用いて皆で情報を共有することが必要だと思います．

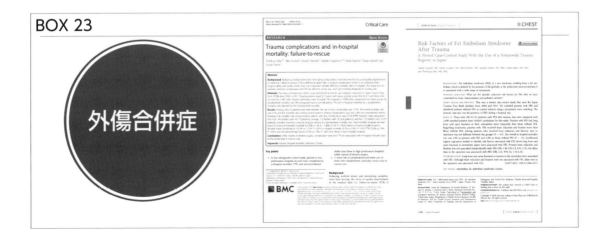

BOX 23

外傷合併症

Q3　国民の検査のリテラシーは？

私は，医師で明確に意思を持ってオーダーしているか？甚だ疑問に思うことがあります．

ルーチン検査でやり過ごしてはいないか？

検査の意味は立ち位置によって変わりますから，Availability, cost, invasion, safety, prevention, これらのバランスです．それともビジネスなのか．

たとえば PCR 検査をビジネスでやるのは問題だという人もいます．医療者のプロフェッショナリズムとしては問題がありますが，ビジネスマンであれば成功とも言えます．人が不安に思う，いわゆる需要のあるところに供給し，皆が払える価格で売るという金儲けならあり得ます．しかし私たち医療者がプロフェッショナリズムからは認められない．

これは先ほど徳田先生が話されたことですが，私たち臨床医，個人の医師からは診断学ですが，一方で防疫では役割が違うのに，検査の主体がそこしかないので同じ場所でやるのです．そのため混同してしまうのです．

提言：診断学 vs. 防疫→役割が全然違うのに両方同じ場所でやるから混同する

感度，特異度を考えている人に防疫の話をしても，話が違います．例えば，防疫では感度・特異度を語ってはならないのです．これは救急外来で同様のことが常に起きています．

Disposition を決める定性検査でよい救急医と，専門家が何となく救急外来をやっている精査はだいぶ違います．これも救急時の検査と入院時の検査を理解して，役割が違うのに同じ場所でやっているから文句が出るのです．

提言：救急医の検査と入院時検査は違う→役割が違うのに同じ場所でそれぞれの医師が行うのが問題の生じる原因である

この人は入院時の精査を行っている，ここで decision を決めたのだな，そして入院の先生にも伝える必要があります．たとえば循環器内科は，詳しいエコーをやりたがるのですが，入院時の救急のエコーだと visual EF でよかったりすることもあります．そのとき詳しいエコーをやっていたら，場所が空いていたらいいのですが，混んでいたらそれは入院時の精査に相当するので違う場所でやっていただく．これから，もちろん国民の検査のリテラシーを高める必要はありますが，それよりも前に医師の検査に対するリテラシーを高める必要があると思います．

■本日の子どもの例（Box 4）

冒頭の子ども症例を振り返りましょう．

PCR 検査をしましたが，以前に陽性だったにも関わらずインフルエンザの検査もしました．X 線，心電図もやりました．エコーもやりました．これらの意味は？　CT はやりませんでしたが，どうしてか？最終的にはウイルスパネル検査は，COVID の MIS だというために行いましたが，その意味は？意味はそれぞれ違うはずですので，意思を明示しないといけません．

指導医の先生は皆さん苦労されているかと思いますが，医学部では検査学だけではなく，診断学を教えなければなりません．最近ビジネスの本を読んで考えが変わったことがあります．

■今や官民公私の時代は終わった

医学生に教えるべき内容，大学が研修医に教える内容，厚労省が国民のヘルスリテラシー を高めるべき，などなどこれまで言われてきました．

しかし彼らにそんな余裕がありそうに見えるか？というとそうはみえません．ここで日本とアメリカのヒーローの違いを見てみます．ウルトラマン，仮面ライダー，ウルトラ警備隊，警察などいわゆる公務員なのです．そういう人たちにやれというのが日本のリテラシーなのです．一方でアメリカのヒーローは，アイアンマンとか，バットマンとか実業家です．お金設けて余裕があるから世のため人のために役立てようとする．どちらがいいかという問題ではなく，やれる人しかやるしかないと私は思います．

私たちも COVID-19 をたくさん診てきました．

1年以上前から突然クラスターの中から重症患者が現れて，県内初のクラスターで病院がばい菌扱いされました．2回クラスターを経験して，「発熱診療したくない，重症なんて大変だ，予防接種めんどくさい，なぜ，大学が診ないの？

　救命センターがなぜ，拒否するの？開業医やらないじゃん」などなど文句が多数でました．

　私は周囲にはいわゆる，「やれる強き者がやる．アベンジャーズであれ！」と教えています．最近の流行漫画では「力あるものが弱きものを助ける」と言われていますから，そのように考えています．

このジェネラリスト教育コンソーシアムも小さいけれど重要なことをやっている．私たちも自らの力量を示していきたいと願っています．**Box 24** に阿部研究室 ABE Lab を示します．ABE Lab は特定の大学や病院といった学閥にとらわれず自由に活動する研究室です．

提言：私たちは日本ではあまり学術的に語られることのなかったヘルスサービスリサーチという視点から，日本の救急・集中治療分野のヘルスリテラシー向上の一助となることを目指している．

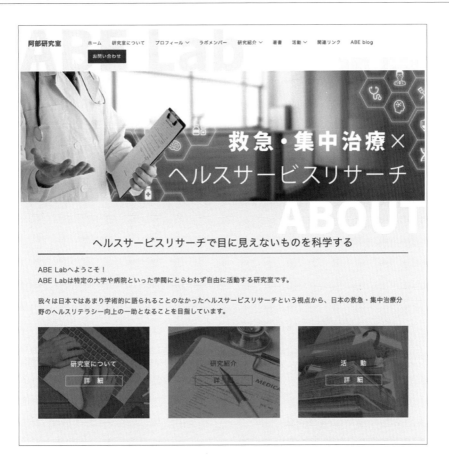

BOX 24　https://abelab.sakura.ne.jp

Lecture2
討論

鎌田：阿部先生，ありがとうございました．参加者の皆さんからコメントお願いします．

和足：たいへん感銘を受けました．なんでこんなになるんだろうと思っていたことは，先生のお話を聞いて確信を得ました．「同じ場所で違う役割を遂行しようとするから皆おかしなことになっている」ということに，今頃わかりました．コロナの問題も教育の問題も，総合診療，家庭医，病院総合医，総合内科の問題も腑に落ちた気がします．ありがとうございました．せっかくなので先生のこのアイディアをまたどこかで publication できないか研究したいです．先生また一緒に仕事をさせてください．

阿部：私は管理者でいるとき，いわゆる病院を防疫しなければいけないとき，もしくは大学にメッセージを示すときと，自分が診療するときとでは，基本的には personality を変えるようにしています．

和足：全く同感です．現場レベルと俯瞰するマネジメントレベルと行政レベルの視点を持たないとどうしても自分の現場のレベルで見える視野と視座と視点で語りだします．そうなるとだいたいこじれるのだと納得しました．

山中：阿部先生，お話の中で Tele medicine のことでお伺いします．具体的には集中治療医が遠隔でいろいろな病院の ICU を管理するという意味でおっしゃったのか，それとももっと広い意味で Tele medicine を発展させようというお考えなのか，教えてください．

阿部：Tele medicine は何の分野でもできると思いますが，やりやすい分野があると思います．集中治療とかインターベンションが必要な分野です．モニタリングがしやすいからですね．今外傷の分野で ISS（外傷重症度スコア）15 以上の患者さんを集約したほうが予後は良いという話が学会で出ています．では，プレホスピタルの情報でどうやって集約するのか．ISS は CT 撮ってからでないと出てきません．わかりやすい症例だけが救命センターに行っているので，その予後はいいのですが，わかりにくいのが 2 次病院に行っていて予後が悪いのは当たり前です．例えばモニターしても情報が少ないと Tele medicine は成り立ちません．ただ ICU だとモニターは大量にあってナースもたくさんいて，情報はどんどん入ってきます．

　地域医療で外に出るときも，正確な情報を与えてくれるのであれば Tele medicine はできます．

　ただやりやすさから言うと，まずは ICU から入りたいです．

(Chat)：先生がおっしゃったことを医学生にどう伝えていったらいいですか？

阿部：医学生はひとりの医師として扱って，モチベーションは高いので，症例を中心に，こういった症例があって，時間をかけて診断するということを教える必要があります．私が研修医を教えるとき注意しているのは，「後出しじゃんけんしない」ということです．このあとこうなりますと，検査結果の出る前に言います．見てからはもう言わない．検査結果を見たらだれでもわかりますから．こういう教え方は多分若者には響くのではないでしょうか．

鎌田：Strong style*ですね.

(Chat)：私は訪問診療をしていますが, 現場を見せることは非常に重要です. どこで何ができるか, どういう検査, どういう治療が私たちには求められているかというイメージが, 病院の先生にはなくて, へき地というのも患者宅もその一つと, お話を聞いていて思いました. コロナで若い人たちが行きにくくなっていますが, やはり見せるのが大事だと改めて思いました.

阿部：若いころは私もそうでしたが, すこしとんがっている人は, 後から診断した細かいことやエビデンスで人をこらしめる傾向にあります. 実際にはどの部分をやっているかという全体が見えてくると, 色々な人が行うことが理解できるようになります. 彼らを見守ってほしいと思います. 研修医や学生には, 医師として一人前として見てあげるのがいいと指導しています.

和足：阿部先生の卓越したリクルートの話で, 私は復唱させていただきたいのですが, いい職・育・住のバランスは非常に難しい問題で, 私は掛け算で決まると言っています. 例えば, 利便性が1, 2とか振れ幅0.1の間で掛け算をしていく. 利便性がいいところ, 例えば東京は2くらいあったら少し落ちていたら勝てる. 島根だと育・住が完全に落ちて0.1くらいになる. こうなってくると職しかないんですよ. どうしたらハッピーに仕事してもらえるか, どれだけ学ぶことができるかとか, どれくらい夢を持たせることができるか, 勝負することができないのです. 阿部先生, どこを, どうバランスをとったらいいですか？なかなか言語化しにくいですが・・・

阿部：一番苦労したのは女性です. 水戸協同病院でも聖路加国際病院でもそうですが, 若者を育てているときは男性であろうと女性であろうと学問とか医療に興味を持ってやってくるのですが, その後生活や女性ですと結婚など厳しいことがあります. そのときにいつも話すのは, 「私たちは医

局ではないけどコンセプトでつながった仲間なんだ. タイミングがあったら一緒にやろう. それ以外のときは遠隔でもたまに連絡とっていこう. もちろん私も徳田先生グループの一員ですが, そんなに一緒に働いたこともないのに, 皆と仲間だと思っているのはそれだからです. そういう仲間を増やしていこう. そうしたらどこかでタイミングが合えば集まってくるのです. おう, お前, 一緒だったな」と. そういうのを見つけていくということをしないといけないかなと思います.

和足：勉強になりました. 山中先生のご意見も聞いてみたいです.

山中：先ほどのChatの学生の教え方のご意見ですが, 学生は知識を大学で学ばされるのですが, それが臨床現場になかなか診断のほうに結び付いていかないということを私は感じています. この辺をもう少し面白く, 臨床は楽しいのだということを指導医が示せれば, 和足先生のお話につながって, 地域でやってみたいというDr.の確保にも結び付くのではないでしょうか. この辺, 皆さんご意見はあるでしょうか.

小泉：毎月2回滋賀県の病院行っていて, 研修医にお話をするのですが, 綿貫先生, 徳田先生のムック版 (http://kai-shorin.co.jp/product/consortium013.html) などを勉強しながら「診断エラー学」について話題提供をします. 最近この領域は, 認知バイアスの問題とか現場の医療従事者の過労, チーム医療, あるいは患者さんを仲間に入れるなどの問題がわかりやすく提示されています. こういうテーマは研修医の皆さんにも伝わると思います. とくに最近は行動経済学の領域は, ノーベル賞受賞者が出るなど注目されています. それに目の前の患者さんが一人ひとりについては, 現場のおもしろさも, 後悔することもあるで

＊ 編集部注：ストロングスタイルは, 自分の「感情」をレスリングの中で表現するスタイル. アントニオ猪木が提唱した

しょう．トータルに見れば臨床の醍醐味と言えますので，そういう所で理論的骨格みたいなものも伝えられると若い人たちも関心をもってくれるのかなと思います．さきほど子どもの外傷でほとんどに全身 CT を撮っていることが示されました．

それは現場の人が患者さんの母親の検査を求める眼差しとか見落としを恐れる心理的ファクターが結構働いていると思います．そういうことも課題であるということを若い研修医と共有できたらいいと思います．その先は，できたら阿部先生とか和足先生たちにリサーチのテーマとして取り組んでいただけると，無駄な医療を止めることに結実するということが最近私の脳裏にあります．

鎌田：それではこれでいったん休憩に入ります．みなさん，ご討議ありがとうございました．

Talk

新時代の地域医療 – 会津の在宅医療

出席：徳田 安春　群星沖縄臨床研修センター
　　　阿部 智一　筑波記念病院救急センター
　　　鎌田 一宏　奥会津在宅医療センター
司会：山中 克郎　福島県立医科大学会津医療センター総合内科

要旨：
　この座談会では次の3点を中心に討論した.

　1 在宅医療で可能なこととその限界
　2 多職種とどう連携して地域医療を展開するか
　3 情報通信技術（ICT）の活用法

　はじめに会津医療センターと奥会津在宅医療センターが紹介され，続いて，在宅医療の魅力が指摘されたあと，在宅医療で可能なことと限界を議論した．臨床教育の場として，在宅医療は向いている場所であることが語られた．次に，多職種とどう連携して地域医療を展開するかの話題では，医師からナース，ナースから施設のケアマネというように，できるところから知識や技術を伝えていくことが大切であり，このような教育の流れを作っていくことが望まれた．最後に，情報通信技術（ICT）の活用法については，臨床・教育・研究をICTでつないでしまうなど島根県の試みや，ICT化推進の戦略が示唆された．
　新時代の地域医療を会津の在宅医療の面から掘り下げたが，診療・教育・研究に有益なテーマが提起され，地域医療，在宅医療のイノベーションをさらに発展させた，「福島モデル」の推進が期待された.

Symposium:

To revitalize community medicine in Fukushima: Home care in the Aizu area

Highlight

Following three points were mainly discussed in this symposium.

1. What is possible in home care and what are some of its limitations
2. How to develop community medicine with cooperation by interprofessionals
3. The way to use information and communication technology(ICT)

After introduction of the Aizu Medical Center and the Okuaizu Home care center, appeal of home care was showcased. Firstly the meeting started by discussing what is possible in home care and what are some of its limitations. Those present shared their views that home care is fitted as the place for clinical education. Secondly, regarding how to develop community medicine with cooperation by interprofessionals, those present said that knowledge and skills should be conveyed such flow as from doctors to nurses, from nurses to care managers at the nursing facilities. As for the way to use information and communication technology (ICT), the attendee introduced a trial to connect practice, education and research by ICT in Shimane prefecture and a strategy for the development of ICT. This symposium deepened Japan's community medicine in the new era from the view point of home care so as to provide significant themes for practice, education and research. Moreover, all of attendee expected the drive of "Fukushima Model" pioneered and developed in the Aizu area will promote further revitalization.

▌会津とは

山中（司会）： 私たちは，会津で在宅医療を進めています．強力な助っ人，鎌田先生が来てくれて，私の夢が少しずつ実現しようとしています．Box 1 の右下に見えるのが私どもの会津医療センターです．その向こう側に雪をかぶった飯豊山（いいでさん）が望まれます．会津は福島県の西方 1/3 を占めています（Box 2）．左の円で囲んだ地域は鎌田先生が中心になって活躍しているところです．そこから車で 1 時間の距離にある会津若松市に福島県立医科大学の付属病院である会津医療センターがあります．Box 2 の左上が東京 23 区ですので，東京 23 区よりやや広い地域です．人口8,000 人がこの地域に住んでいます．60 歳以上の方がなんと 50％以上を占めます．まさしく限界集落で鎌田先生たちは診療をしています．真ん中を只見（ただみ）線というローカル線が走っています．只見川は夏になると川面に朝もやが立ち込め，山にかかる霧と合わさって幻想的な雰囲気で

す．観光用の渡し舟が霧の中から姿を見せ，幽玄の世界が広がります．「霧幻境」と呼ばれます．

▌会津医療センターと奥会津在宅医療センターの紹介

会津医療センターで救急医療と入院治療を中心に担い，奥会津の在宅医療をサポートしています．奥会津在宅医療センターに鎌田先生がいて，現地の県立の宮下病院を拠点にし，4 町村で訪問診療，訪問看護を展開してくれています．高齢者は胆管炎や腎盂腎炎による敗血症，誤嚥性肺炎が非常に多いです．救命が必要な場合，すぐに会津医療センターのほうへ連絡をとってもらい救急車で搬送し，治療後はできるだけ早く鎌田先生たちの訪問診療チームによる在宅医療を再開するということをしています．

会津医療センターは，Box 3 の 7 人のメンバーで救急，そして診断不明の患者さんや高齢者を中心とした multi-problem をお持ちの患者さんの外

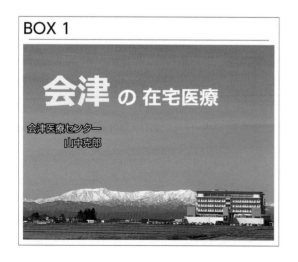

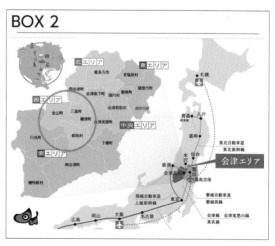

来診療を行っています.

Box 4 は奥会津医療センターです.ドクターが専属で 3 人,ナース 4 人,そして事務員が 2 人.鍼灸師も参加しています.医学生や研修医を見学に連れて行くと大変喜びます.このように和気あいあいとこの地域で在宅医療を見せながら学生教育や研修医教育を行っています.

Box 5 にこの地域の医師数を示します.10 万人当たりの医師数は,全国平均は 242 人,会津若松は 263 人ですが,奥会津は 86 人で非常に少ないです.診療所や小規模の県立宮下病院が広い地域に点在しています.

Box 6 のような美しい山間部です.このような地域に人がたくさん住んでいます.自宅で最期を迎えたいという住民の皆さんの希望を叶えてあげたいと私たちは考えています.

▌在宅医療とは

在宅医療について私がよく学生さんに見せるのが Box 7 です.在宅医療にはこんないい点があると言っています.

提言:在宅医療の魅力

・住み慣れた自宅で暮らすのはたいへんいい
・愛される家族に見守られながら生活する
・病院とは違って好きなものを食べることができる
・別に寝る時間が決まったわけではなく,やりたいことをして気ままに過ごす
・病院や施設よりも自分らしく生きることができる

これが在宅医療の魅力なのかなと思います.

BOX 3　会津医療センター総合内科

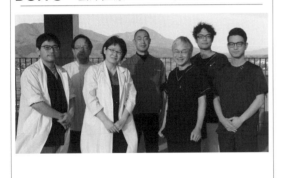

BOX 4　奥会津の医療

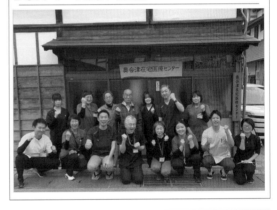

BOX 5

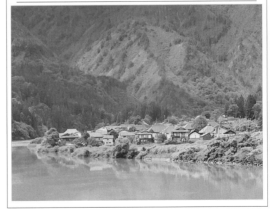

10万人あたりの医師数	
奥会津地域	86 人
会津若松市	263 人
全国平均	242 人

BOX 6

Box 8 は在宅医療チームのメンバーです．地元出身のドライバーが地域のことを熟知していて案内してくれます．地域ごとに区長と呼ばれるリーダーがいますので，そういう方に利用者を紹介してもらいます．

Box 9 は医師とナースの在宅診療の風景です．

車にドライバー，そして医師，ナースが乗り込んで各地を回ります．今年（2021 年）4 月からはもう少しメンバーが増え，医師 3 人，ナース 4 人になったので，24 時間 365 日で利用者さんの要望に応えています．

Box 10 は今年（2021 年）5 月に撮った奥会津の写真です．すばらしい新緑が奥会津に広がっています．Box 11 は秋の奥会津です．全山が紅葉して見事な風景になります．ところが冬になる

と，この地域は雪が 2 メートルくらい積もります（Box 12）．ドライバーさんが雪かきをしてくれています．大雪の中を鎌田先生たちはそれぞれの家を訪問し診療しています．

どのような場所で私たちが働いているのかご理解いただけたと思います．ここからは徳田先生，阿部先生，鎌田先生，そしてご参加の皆さんの意見を聞きながら話し合いをしていきます．

▌ 1 在宅医療で可能なことと限界

山中：私は，研修医が患者宅に出かけ診療するのは難しい面もあるかと思います．病歴と基本的身体診察でかなり診断を絞り込まないといけないですし，緊急性があるものかどうかを見分けるにはある程度の経験が必要です．それでも今はエコー

BOX 7　在宅医療

- 住み慣れた自宅で暮らす
- 家族に見守られながら生活する
- 好きなものを食べることができる
- やりたいことをして気ままに過ごす
- 病院や施設よりも自分らしく生きることができる

BOX 8

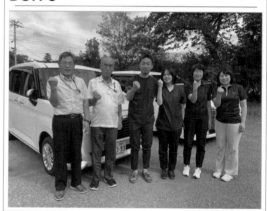

BOX 9

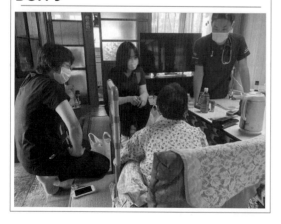

BOX 10

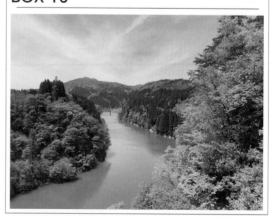

もポータブルエコーがあり，血液検査も自前でもできるコンパクトな器械もあります．ただ何といっても周囲に医療機関が少ないので，いろいろな疾患，とくに専門的な疾患の治療をするのが難しいことがあります．この辺，鎌田先生，実際に経験されていて限界を感じることがありますか？

鎌田：私は今まで，どこで働くという医療的なセッティングを考えたトレーニングはしていなかったので，大きい病院に行っても，小さい病院に行っても，一人でもある程度のことはできるようになりたいと思って，これまでいろいろな先生方に教えていただいたという背景があります．非常に楽しいといえば楽しいです．研修医を一人だけでやらせるというのはもちろん難しいところもあるかと思いますが，今日この会に参加されている方は，一度は経験されていると思いますが，地域のほうが患者さんは優しいですし，多少 misdiagnosis しても一生懸命対応していれば許してくれて，背を押してくれることもあります．私自身も，これまで多くの場所で，たくさんの患者さんからの支援を経験しました．したがって，臨床教育の場として，在宅医療は大変向いている場所ではないでしょうか．大病院だけで働いて，検査の目的を忘れた検査ばかり実施し，患者さんをじっくり診ないのはいただけませんね．

提言：医師も看護師も地域に出て行って，場所が変わってもどこでも仕事ができるジェネラルな医師，看護師を作れるいい場所である．

山中：先ほどの Chat でご発言の先生，「現場に連れていく」と発言さていますが，追加で何かございませんか？

Chat：私は訪問診療の経歴は，後期研修を含めると 10 年くらいです．訪問診療は好きなのですが，診断，治療ではないというところを見せていくのが大事だと思います．もちろん発熱時などは対応するし，ベースにどういう耐性菌を持っているとかの情報は大切にして血培を取ったりしますが，それはごく一部です．患者さんの特性や，患者さん自身，家族がどういう風に思って医療をやるかも含めての過剰治療をしないというところが学びにつながります．しかし学生や初期研修医には何となく感じてもらったらそれでいいのかなと思ってやっています．あとターミナルケアも，どういうバックグランドがあって，どういう家に住んでいてというところを含めての医療の選択肢など，現場以外で伝えることが難しいというのが，とくにコロナになってから感じています．

山中：私は諏訪中央病院にしばらくいましたが，そこでは病院総合医と家庭医が大変仲良くやって

BOX 11

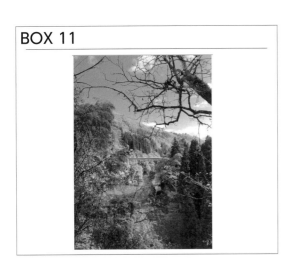

BOX 12

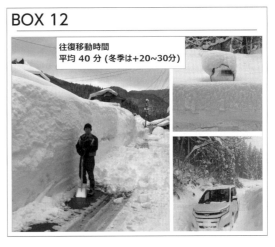

往復移動時間
平均 40 分 (冬季は+20~30分)

います．多くの学生が夏に見学に来ますので，2,3日見学させて最後に感想を聞きます．諏訪中央病院では良い講義をたくさん院内で行っていますが，多くの学生の感想は，「訪問診療でお宅に行ったのが一番楽しかった」ということでした．彼らにとっては新鮮なのでしょうね．阿部先生は救急専門医として働いていらっしゃいますが，私たちの活動を見てアドバイスはございますか？

阿部：私は去年（2020年）から筑波記念病院で働くことになりまして，病院単体としては480くらいのベッドです．急性期は380くらいしかなく，急性期，回復期，地域包括ケア療養，老健などがあります．それ以外に特養，グループホーム，在宅などを持っています．つまり，慢性期などを合わせると780床くらい持っています．今救急現場では，急性期を何とか救っても，そのあとどうやって戻していくかが非常に問題になっています．研修医に，入院させるときに，入院の医学的適応なのか相対的適応なのか社会的適応なのか，あるいは社会処方なのか，皆で話し合うようにしています＊．社会的処方箋＊＊では在宅に紹介することもあります．そういうことができるようになるので，もう少し在宅とか，グループホームとか特養もそうですが，それらは急性期とつながっておかないとうまく回らないのではないかと最近考えています．それがうまくいくと，いいかなと思っています．

鎌田：私は急性期が非常に重要だと思っています．病院も在宅もどういう場所で行うかで求められることは全く違います．先ほど山中先生が示してくれていたように，私が働いているところは，東京23区より少し広い地域で，私が来るまでは医師が5人しかいませんでした．しかもactivityが高いかと言われたらそうでもなかったというような医療供給体制でした．訪問診療とか訪問看護で，医師，看護師が患者宅に行き，ただいつもと同じ処方をする，バイタルを測定する．こういったある意味，誰でも直ぐにできることだけではなく，病気の発症前に病気を予防する，もしくは発症早期に病気を見つける．完全な診断，治療までいかなくても，マネージメントに力を入れて，病院への搬送をはじめ，的確な判断をすることが必要で，少なくとも私がいる地域ではそれが必要です．都市部とかある程度大きな病院の近くだとそこまでは必要ないのかなとは思いますが，私がいる地域は直ぐには大きな医療機関を受診できないという地域特性があります．そして日本中そのような地域が増えてくるという状況の中で，急性期から慢性期までのジェネラルな医療職が必要になってきます．

　まだ端緒ということもありますが，定期的に学生が来るので面白いです．残念ながら彼らはいつもいるわけではないので，伝えることは看護師さんになることが多いのですが，医療経済的には，先ほど阿部先生がドクターヘリとドクターカーの話をしてくれましたが，何かを導入するにしても採算が合わないと続かないわけです．私たちのプロジェクトも今は試験期間として県からの予算が3年間という条件付きで出ています．詳細は決まっていませんが，3年間のあと予算は減額する見込みです．医師は高コストですから，医師はなるべく少なく，その代わりより臨床能力の高い看護師を育成していくことが重要です．ほぼ同じようなシステムが，私が経験したアフリカのルワンダやアジアのミャンマーなど途上国ではあります．医師がいない，看護師もいないけど医師よりはいる．人の健康は看護師や医療に詳しい人がなるべく見つけて，様子がおかしいと思ったらなるべく早期に診療所，それでも対応できない時は，次は病院，そして三次医療機関という流れをとっています．

編集部注：参考文献
＊　入院適応を考えると日本の医療が見えてくる　ジェネラリスト教育コンソーシアム　vol.6　カイ書林，2014
＊＊　社会疫学と総合診療　ジェネラリスト教育コンソーシアム　vol.10　カイ書林　2017

山中：和足先生，いかがですか？

和足：私は湘南鎌倉総合病院というかなり尖った病院で研修しました．よく誤解されるのですが，私は救急とか総合内科など medical だけが専門だと思われています．でもあの病院で一番良かったと実感するのは訪問診療です．通年で訪問診療をさせていただいていました．よく考えられていて，特に良かった点は，通年で ER を経験しつづけ，さらに自分が担当した患者さんを 2 年目の医師が訪問診療の主治医として継続して診させていただいていました．診て，わからなければすぐに上の先生方にフォローしていただいて，産婦人科の患者さんが比較的若くして自宅で過ごし亡くなっていく過程を診させていただいていました．病院としても熱心な研修医が診ますのでコストの面でも良かったと思います．その中で一番実感して自分に刻み込んだことは，総合診療医の核とも言える患者中心性の原理原則です．また大病院でずっと診療していると，どうしても私たちは勘違いしやすいのですが，自分達の臨床能力であると思っているものは，実は大病院の様々なシステムが自分を支えてくれている事実があります．救急搬送などで紹介されてくる視点でしか患者さんを観察しない．これは，Patient experience, patient journey ＊と言われていることですが，患者さんが病気になって，運ばれてきて，入院することになったけれども，本当はどのような環境で生活していて，どのような家族構成で，どのような社会的問題，金銭的問題，介護状況の問題があってなどと，そういったことを観る視点に気づきにくい．だから，できれば若い医師が全ての医師が一度は在宅診療の本質的なものを取り組んでいくと良いと思います．

提言：私は研修医のとき，この patient journey の過程を通年で診ることができたのは，総合診療医になるときに大事だったのだと思う．離島でも在宅医療でも研修医のときに全例経験すべきだと大学病院で唱えている．

鎌田：すごいですね．湘南鎌倉は全例だったのですか？

和足：全例ではないのですが，自分が行きたかったら志望して自由に行かせてもらえるのです．これは本当にすごいシステムです．ただ優秀な専任の看護師と，バックアップとして 24 時間相談できる医師がいることが鍵だと思います．

　2 つ目の重要な点ですが，訪問診療の現場では研修医を見学レベルで済ませるのではなく主治医として患者さんを任せてあげるといいと思います．もちろん能力上危ないことも多分にあるとは思います．しかし適切なバックアップシステムがあれば，「こういう熱発をしていて，こういうバイタルサインで，経過からはこれを疑う」などと相談ができます．送る側の医療者や施設側の心理や，構造的な問題を認識することができた事も本当に良かった．湘南鎌倉がよかったのは病院として患者さんを絶対に断らないので，安心して訪問診療の現場に迎えます．自分が一番思い出に残っている患者さんは産婦人科病棟で診ていた 60 歳の子宮体癌の end stage の方でした．大好きなご主人と 2 人でとても大切な時間を丁寧に生活していくことに関わらせていただき，本当の患者 - 医師関係とは何かという大事なポイントを未熟な段階でも感じさせていただきました．

鎌田：それはいいですね．

山中：徳田先生，沖縄でも研修医教育で在宅医療は取り入れていますか？

徳田：地域医療の 1 か月間は 2 年目の必修です．在宅医療を行っている施設と連携している病院がほとんどですので，そこを選択すれば在宅をメイ

＊編集部注：下記もご参照ください．
　patient journey；ケアの移行と統合の可能性を探る　ジェネラリスト教育コンソーシアム vol.15　カイ書林　2020

ンにもできますし，1週間のうち何日かは在宅を行う医療施設がありますから，そこでも在宅医療を体験できます．感想を聞いてみると，在宅を回って良かったという意見が多いです．私も昔，石垣島の八重山病院にいましたが，そこでは皆週1回交代で在宅をやっていました．在宅でいろいろな発見があります．患者さんの life history をそのまま在宅を回るときに一緒にシェアして，そこから患者さんとそのご家族，地域の実態を理解できます．ケアにも生かせます．私が好きなのは，「冷蔵庫の中を見せて下さい」です．もちろん食べたりはしません（笑い），見ることによって医療的なこともアドバイスの参考にします．

山中：地域で在宅医療をしていると，本当に楽しいなと思うことがよくあります．入院中に診ていた患者さんも，自宅に帰られたあとの患者さんは全然違うように見えます．自宅ですごい回復力を示すことがあります．誤嚥がひどいので誤嚥性肺炎を繰り返すと予想し訪問診療をしていた70歳代の女性がいました．意外と元気で，頻回にむせていましたが，肺炎になることなく1年以上自宅で楽しく過ごされていたという経験もしました．

2 多職種とどう連携して地域医療を展開するか

山中：私たちはリハビリのニーズが非常に多いです．鍼灸師も患者さんや家族から評判が良いです．また保健師が少ないので，保健師との連携も必要とされています．鎌田先生，多職種との連携で苦労していることはありますか？

鎌田：一番はリクルートかなと思います．ほかの地域も同じですが，唐突に奥会津に来る人もいませんし，何かしらの理由がないとそこに来ません．地域，へき地ではリクルートが課題ではないかと思っています．

山中：皆さん，多職種の連携で何か配慮されていることはありますか？

Chat：多職種連携は，たぶん都会と地域では大きな差があると思います．私たちはたくさんの事業所と連携しています．在宅医療側も医師側も，それぞれのクオリティがバラバラです．とくにがん末期の場合は「この訪問看護ステーションでないと厳しいな」ということがかなりあります．ツール自体も，電話かFAXに加えてメールができるところは写真を添付してもらってみたいな感じでやってはいますが，やはり連携は難しいです．

阿部：リハビリは重要です．筑波記念病院は400人くらいのナースに対して，230人のリハビリスタッフを抱えています．365日土日も含めて高齢者に全員入ります．やはりだいぶ良くなるのです．私も最近知ったのですが，PT, OT, ST の方はミッションをもって働きます．ナースはケアするわけですが，それとは違って生活を取り戻すという目的を持っているので，リハビリのスタッフを今後増やしていくというのはナース同様重要だと思います．

山中：リクルートはなかなか難しいです．すぐには見つからない．リハビリのスタッフに最初の指導を受けて，その後は医師やナースがやり方を覚えて継続してできるような試みも必要なのではないかと考えています．

鎌田：教育ということでは，すべての職種で屋根瓦（医学教育の中のいろいろな場面で上級生に「教員」としての役割を持たせること）というのが必要になってくるのではないでしょうか．病院だと当然上の学年から下の学年となりますが，人件費のことも考えてリクルートをしていかなければなりません．

提言：医師からナース，ナースから施設のケアマネというように，できるところから知識や技術を伝えていくことが大切です．このような教育の流れを作っていける地域が強くなる．

山中：家庭医療学がご専門の藤沼康樹先生から地域ではもっと nurse practitioner（NP）を活かす

べきという提案が以前ありました．都会だと NP はたくさんいると思いますが，お話を聞くとあまり活かされてしていないようです．都会だと仕事が限られてしまうようです．地域の在宅医療では NP の知識，技術（胸水穿刺，腹水穿刺，急性期のトリアージなど）など能力を活かせるのではないか思って，いろいろ画策をしました．しかし，十分な給与を出すことができなくて採用に至っておりません．皆さんのところでは NP は活用していますか？

阿部：NP は私たちも雇っていますが，優秀な人が多いです．3 年目の医師と同等くらいの能力まではできると思います．彼らは給与についてもプライドを持っていますが，ナースとの違いでは，ナースは県をまたがないが NP は県をまたぐと言われています．東京都などで条件に不満がある人は移動が可能かなと思います．最近，私たちが雇っていいなと思うのは，病院救命士です．救命士法が変わって，2020 年 10 月から医療的な行為ができるようになりました．一人雇ったのですが，役に立ちます．ドライバーもできます．

山中：病院救命士というのは，もともとは消防にいらっしゃった方ですか？

阿部：2 種類あって，消防をやめて病院救命士になる人と，救命救急士だけとってそのあとダイレクトに病院に入ってくる人とか，大学で救命士さんを教えている教員で病院に入ってくる人がいます．新しい職種としてかなり有効です．給与もナースと同じくらいです．

山中：救命救急士のことは初めて知りました．

鎌田：先生の言う，アベンチャーズの一員になっていますね．今更ですが，アベンチャーズとは，阿部先生のお名前の掛けことばではないですね（笑い）．

3 情報通信技術（ICT）の活用法

山中：3 番目の話題は ICT（information and communication technology）です．広大な地域で人も少数しか住んでいないところでは，ICT を使わないとどうしようもないと思います．私たちは役場の保健師さんと連絡をとります．最初は「役場には Wi-Fi が完備されてないので，Fax でお願いします」というような状況でした．少し山のほうへ行くと携帯電話が通じません．ようやく事業所に光ファイバーがひかれ，私たちの通信環境は良くなりました．今後どう展開するかを考えています．諏訪中央病院で使っていたカナミックというシステムを使うと，クラウド上にカルテを置くことができます．そこにナースやヘルパー，医師が書き込みます．そして，東京に住んでいる家族にも父母の様子がわかります．「今日はだれが家に来たんだろう」とかわかるし，褥創の写真をヘルパーさんがカルテに張り付けてくれたりします．これはなかなかいいと思います．クラウドを利用した訪問看護，訪問診療用のカルテになっています．この辺の ICT の工夫はありませんか？いつも ICT に関して素晴らしいプレゼンテーションを行う和足先生，いかがですか？

和足：インターネットを用いたことはいろいろなことを試みています．1 つは医療の現場やマネージメントは全部 ICT に移行することを県全体で取り組ませていただきました．物理的に大学に人を集めてとか，大学の中でマネージメントするというシステムは誰しも気づいているように既に古典的で現代に適応できていません．一度崩壊させて，逆の発想で大学病院に地域医療の現場で頑張っている人に（エース級の総合診療医）に週 1 回ずつ来てもらう．それ以外の部分の業務は，ほとんどインターネットで密に連絡を取り合い補う事が十分に可能です．

提言：総合診療の現場の医師達の臨床と教育と研究活動を全て ICT でつなぐことに取り組んでいる．

和足：これらはヴァーチャル医局というか，ヴァーチャルオフィスというのを作りたかったのです．物理的に拘束されないことが地域医療でどれだけ役に立つかというと，実は役に立つことしかなくて，例えばカルテでは「まめネット」（http://www.shimane-inet.jp/）という島根県が独自で採用している電子カルテ供覧システムがあります．どこがどういう診療をしているのか，良い意味でも悪い意味でも，丸見えです．このように，情報が透明性をもって開示されていないと，集団としての底上げができません．もちろん診療報酬の問題と，国の体制や倫理的配慮の問題がどれだけ追いついて整備されていくかは難しいところですが，患者さんの安全や質の向上のためにやらなければならないことは，できることはとりあえず工夫して失敗したら調整して再度新しいことを試みるという連続だと思います．

山中：具体的には，患者さんを紹介しようというときにすべてオンライン上でできるのですか？

和足：今 Zoom とか Line，Slack でこういう患者さんですと匿名で情報を連絡すると，「こうしましょう」とすぐなりますね．離島，例えば隠岐の島と道前（どうぜん），道後（どうご）の離島からヘリで搬送になるわけです．その1回の搬送費用の医療経済的問題を考えても，簡単には搬送できません．的確にかつ効率よく行うために，事前にインターネットを用いたカンファレンスで済ませておけばいいのです．病院の垣根を超えるというのが現在の島根全体のプロジェクトの一つです．家庭医こそ，とか，総合診療医こそ，とか，救急医こそがとかではなくてですね．病院や組織の垣根を超えて協同するために用いるのがICTだと思います．

山中：和足先生が島根の医療を大きく変えたと皆が言っています．

和足：これは徳田安春先生のおかげです．「行って壊してきなさい」と（笑い）．

鎌田：徳田先生に人生を変えられた人はたくさんいます（笑い）．

山中：徳田先生，沖縄では ICT はどんなふうに利用されていますか？

徳田：ICT もいろいろな応用の仕方があります．今私たちの周辺で応用を考えているのが，スマホのアプリによる健康教育，健康管理のシステムです．生活習慣病の予防です．食事，運動，その他の生活習慣の行動変容を起こすための工夫をいろいろな形でアプリにつないで行う．ICT だからこそできる新たな生活習慣の行動変容ができればいいと思い計画しています．生活習慣病はどうしてもふだんの生活に関係していることですから，病院で栄養指導をしてもなかなか介入効果が十分ではありません．

山中：Apple なども興味を持っていて，Apple Watch などで心房細動が見つけられるようですので，たしかに病気の予防には役に立ちます．ICT をどのように生かすかが大事になっています．

和足：5年前に既にこれはいけると思ったアイディアの一つにパラマウントベッド社が開発したもので，患者さんは寝ているだけで，その人の呼吸数，体温，睡眠波形，脈拍の全部が出るのです．離床してしまったかどうかもわかります．リアルタイムでモニタリングする高性能のベッドが開発されて佐賀の織田病院で既に導入されているのを見学しました．例えば NEWS 2 スコアという看護でよく使っている病態増悪予測のスコアリングシステムがありますね．これに必要な情報はこれまで人が測定していましたが，高い精度でリアルタイムに測定し続けますので，ある時点でスコアが高くなったら自動で医師や看護師の PHS に緊急で連絡が入るなどのシステム化が可能であり，既に研究されています．早期の段階で見つけることができるようになるので，例えばすべての訪問診療の患者さんや在宅で診ているときの経過観察

ほかのデータも，今後予測ルールで，この数値以上になったらレッドに入ったので，訪問看護師に通知が入るシステムは，Over diagnosis の問題をクリアすれば既に十分導入可能だと思います．

鎌田：和足先生，私はそれを話そうと思っていたのです．次回のコンソーシアムで報告しようと思いますが，それがいいと思います．

和足：研究として行えば良いと思います．この辺りを開発していけば，ビジネスとして展開していけば利益も上がりますし，訪問看護診療のヒューマンリソースも Tele-medicine の応用でできると思います．法整備と倫理的な問題の2つがまだできていない状況ですので，なるべく早い段階で私たちがこの問題を提案してディスカッションしていく必要があります．

阿部：そのシステムを何年か前に米国で評価しているのを見たことがあります．しかし診すぎるという問題もあるのですよ．重症患者でない人のバイタルサインを追いすぎる．一般床でアラームが鳴っても，誰も反応しないように，「狼少年」になる危険性があって，頻度をかなり落としていかないと危ないかなと思います．むしろ良くないんじゃないか．放っておいても治ることもあるし，病気を作りすぎるという問題点もありますから，その辺は総合診療医のセンスをもって導入することをしないといけません．例えばスーパーの入り口で，介入しないのに体温を測っているだけになりがちなのです．その辺を考えないといけないかなとお聞きしていて思いました．

和足：まったくご指摘の通りです．この辺り，予測ルールには臨床家の先生の意見を入れていくべきです．

(Chat)：ICU とかのシステムだったら，AI を使った予測モデルで重症化するのを先に診るというのをイスラエルの会社が開発し，米国の200病院で導入されているということを聞いたことがありま

す．在宅でも同じことができるのかなと思います．

山中：今の阿部先生のご意見を聞いて思ったのは，学生や研修医にプレゼンをさせて，実際に患者さんを診ると「全然違うよ，この人」ということがあります．細かなことを気にしたり，あまりにもノイズを拾いすぎてしまう．そうなってしまうのは，臨床経験もある程度必要なのかなと思いました．

(Chat)：一診療所医師としてしか言えないのですが，当地の医師会は未だに月1回の例会もオンラインされず，やっと今月，コロナショックで1年半経ってから，オンラインになりました．話が全く進みません．今の日本ではありふれた話ですが，どう伝えたら，いろいろなことをオンラインや ICT 化できるのか，教えてください．

山中：この辺は和足先生が反対勢力をどうやって鎮めたかお聞かせください．

ICT 化推進の戦略

和足：これは私の得意領域です（笑い）．個々のセッティングで適切な戦略がありますので，その戦略に沿ってやっていきます．例えば，物事を推進する場合には周囲のどのような人がいるのか stakeholder analysis というのを丁寧に実施しなければなりません．あるプロジェクトや介入を実行しようとした瞬間に，誰が，どれくらいの理解があって，どれくらい反対するか，win-win の落とし所を40人くらいリストアップします．すると，反対しているように見える人も実際にはどこかには興味があって，喜ぶかもリストアップする．そうすると40人くらいのリストを観察していると，誰が，どこを，どのように行動していけばうまくいくというのがわかるので，ターゲットを絞ることができます．さらに言えば，お題の ICT を進めていくということが決まったときに一番手っ取り早いのは (Effort が低く，Effect が高い)，短時間の間に実際のメリットを見せる，体験させる．これしかありません．日本で一番最初に指導

医講習会をフルオンラインで初めてやると提案しても，厚生労働省からは反対しかなく，現場も負担に反対する．でも県全体を巻込み，有効性や利益，費用対効果や教育のアウトカムを見せ，こういうふうにやればうまくいくというのを見せる．「エビデンスがあるし，実例も海外ではあるからこういう風にやればいいですよ」というのを見せて安心させる．だいたい抵抗してくるのは，変化を嫌うシニアリーダーとレイトマジョリティ（後期追随層）という集団であり，人間の大脳辺縁系的な status quo bias（現状維持バイアス）の克服が問題になります．その方々に介入により期待されるメリットだけを見せて，面倒なことは全部自分達が汗かいて皆のためにがんばりますのでという姿勢が大事です．往々にしてそのコミュニケーションが取れていないから反対されます．なので自分の責任であると考えています．そのような考えのもと，いつも私一人が乗り込んでいって，「先生，こういうのがあるんですよ！」と笑顔で近づき，洗脳し，レクチャーします．すごく地道で格好悪いのですが，そういうことをやっていかないと全体のために良いことでもオセロは簡単にひっくり返りません．結構，地道な辛い作業です．

(Chat)：ありがとうございます．もう一つ，女医問題ですが，私だけが若い女性で，まあ聞いてくれないでしょうね…

和足：経験的には女性のほうがいいですよ，ニコニコして行くといつか仲間になります．米国の医療安全と医療の質の現場リーダーには女性が間違いなく多いです．

山中：これからは女性の時代ですからどんどん発言していってほしいです．最近私は，「ディープメディスン」（エリック・トポル著，NTT出版，2020）を読みました．放射線科，病理，皮膚科領域ではパターン認識が得意な AI が広く応用されるだろうとの予測でした．臨床推論に関しては簡単には置き換わることは難しいが，これも時間の問題でしょう．著者が言うには，AI がどんど

ん便利になって患者さんもハッピーになるのですが，患者さんに共感したり，実際に聴診器を当てて，触ってあげることは AI にはできない．人間の医師は AI に任せられることは任せて，任せられないことを今以上に磨くべきではないかという結論で，なるほどと思いました．

私たちが地域医療を行っていて感じることは，人と人との絆がさらに深まります．自宅に訪問して，そこで患者さんや家族の様子を見させていただくことは人間的な医療に大いに役立っているのかなと思います．

今日は皆さん，お忙しい中この座談会に参加していただいてありがとうございました．これからの進行は鎌田先生にお願いします．

鎌田：ありがとうございます．それでは徳田先生，本日のコンソーシアムの講評をお願いします．

▍講　評

徳田：たいへん興味深いお話をうかがいました．

明日からの診療に生かせるヒントをいただいたと思います．教育にも応用できる内容，そして研究にも取り上げたいテーマがたくさんありました．鎌田先生もぜひ在宅医療のイノベーションをさらに発展させて，山中先生とともに「福島モデル」を作ってください．私たちもそのモデルを見学しにコロナ後には奥会津にまいりたいと思いますので，よろしくお願いいたします．ありがとうございました．

▍参加者の一言

鎌田：ありがとうございました．参加者の皆さん，よろしければ一言ずつお願いします．

阿部：ありがとうございました．議論も白熱しましたし，大変勉強になりました．どこも何かしら足りないことにぶち当たっていて，どうにか AI と置き換えたい，どうにかほかの職種を増やしたというのが共通した課題なのだと思います．

提言：私は，測定することには意外に人間にしか

できないことが結構ある．数値化できて，「この人危なさそう」とかがわかり，そういうのができるようになると物事が前に進むようになる．これは病院の規模の大小には限りません．人とより接することで，数値化，言語化される世の中になればいいなと思いました．

クロージング

片山 皓太：今日はいろいろなご講演と座談会をありがとうございました．地域医療を考えても，私がいる大学病院を考えても，人が大事なのかなと思った次第です．私は今大学病院で学生教育も行っているので，今日のお話を持ち帰ってまた学生教育に feedback できたらいいなと思って聞いていました．

梶 有貴：国際医療福祉大学総合診療科で臨床をやっていまして，研究は国立がんセンター行動科学研究部実装科学研究部で行っています．そのような研究の範囲は先ほど和足先生が経験としてお話があった内容で，和足先生が ICT を広げるための戦略を述べられました．それを学術的にどうまとめていくか研究しています．おそらく地域医療の現場はいろいろな阻害要因，促進要因が固有にあって，それに対する方法論を提案していくことが AI や在宅医療のイノベーションを広めていくツールを広めていくうえで重要になってくると思います．いつかこのテーマをジェネラリスト教育コンソーシアムで取り上げていただきたいと願っています．

橋本 直樹：三田市民病院で救急をやっています．われわれもコロナをたくさん診ておりまして，コロナの行政で一番思うのは，自宅待機者がホテルの人が多くいて，その人たちが急変することがあるので，陽性となれば直ちに医師が採血をやってアビガンとか処方できるようになればいいが，日本ではどうして２類感染症で保健所が中心になって結核のようになるので，このような問題点があると思います．早くインフルエンザのように一般の医師が診断できるようになればいいと思います

が，その辺いかがでしょうか？

徳田：先ほどの講演スライドでもシェルター（保護）病院の有効性をお示ししましたが，湘南鎌倉などはシェルター病院を作ってワンクッションを置いています．湘南鎌倉のような民間病院はやっていますが，できればワンクッションとしての医療管理可能なホテルの準備も必要と思います．いずれにしても医療管理ができるところが望まれます．今後はワクチン接種がメインですが，変異株などの問題がありますから，そのような工夫も必要です．

竹内 由紀子：京都市のクリニックで働いています．貴重な勉強をさせていただきありがとうございました．たくさんのことを学びましたので，これから復習して身に付けたいと思うのですが，とくにポリファーマシーで，患者さんがポリファーマシーで救急に運ばれるというお話が印象に残りまして，明日からポリファーマシーに注意していきたいと思いました．

鎌田：阿部先生が講演で，最近また薬が増えてきていると述べていましたが，それは印象ですか？奥会津でも薬漬けになっている人をたくさん診ていて，大変なことになっているなと思いながら少しずつ減らしています．

阿部：薬の種類が増えています．例えば糖尿病一つをとっても，いわゆる診療ガイドラインのアルゴリズムに乗せてたくさんの種類を出すとなっています．それぞれの医師がそれぞれのガイドラインに従うと必ず増えていくはずです．データとしては出していませんが，そういう流れがあって，増えています．減らすためのガイドラインはないのです．その辺のバランスを開業医の先生方にとってほしいですね．

村上 純一：以前社会人をやって現在国際医療福祉大学５年生です．本日は山中先生が会津で活動しておられるお話を伺いました．私の母も地域で

昨年圧迫骨折をしてしまい，地域の病院に入院しました．安静が大事ということで，ずっと寝かされた状態でいたせいで動けなくなってしまいました．そのあとあわてて別の回復期リハビリ病棟のある病院に転院させてもらいました．地域だと病院の格差があると思うのですが，医療の遅れている部分もあると思うので，力のある先生方が地域で活躍していただくことで地域の医療レベルも上昇することが期待されます．

押部 郁朗：鎌田先生と一緒に奥会津で在宅医療をやらせていただいています．もともと外科医ですが，ほとんど病院勤務でこの4月から在宅の領域に入りました．今日は皆さんのお話をお伺いし，参考になりました．常々思いますのは，地域医療というのは都市部であったり，中山間地域であったり，それぞれの事情があるということを実感しています．ゴールはいったいどこに置けばいいのか考えたりしています．つまるところ，患者さんやそこに住んでおられる方々がこういう医療があってよかったと思える，そこが地域医療のゴールなのかなと考えています．皆さんのお話を聞くことができて，すぐにこういう話なら地域の誰々さんに聞こうかとか，思い浮かびました．へき地はリソースが限られていると思いますが，そういう所でも頑張っておられる方がたくさんいますので，そういう方々をつなげてネットワークを作って最終的には住民の方々にfeedbackできるような地域医療の形ができていけばいいのかなと考えています．

今野 一美：奥会津在宅医療センターで訪問看護をやらせていただいています．いろいろな部分で，鎌田先生にしごかれながら日々生活しています．少し迷った部分などは，今日皆さんのお話を聞いて，ヒントが得られたなというのが感想です．あと予防という部分もたいへん大事なので，そこでもヒントをいただいたので，今日皆さんにお話しいただいたことを生かしていきたいと思います．

柏木 久美子：奥会津在宅医療センターで看護師として働いています．私は病院の連携部門が長くて，久しぶりに訪問に出て，私も鎌田先生にしごかれながらやっています．今日は私には難しいお話もありましたが，一つは自分が行っていることを言語化したり，数値化したりすることも必要だと思います．それを先生方と一緒に実行していければいいなと今考えています．

乳井 恵子：奥会津在宅医療センターで今年の4月から働かせていただいています．訪問看護師になったのは最近で，病棟の経験が長く，病棟ですごくつらそうにしている患者さんを多く見てきました．訪問看護に来て，改めて在宅の患者さんの生き生きした姿とか，薬が少なくとも皆さんお元気に過ごしている姿を見てたいへんうれしく思っています．反面地域の独居の人は周りの人に助けられていますが，たいへん孤独でその人の元気をなくさせている，うつ状態になっているのを見ますと，それはそれでまた考えていかなくてはならない問題なのかなと思います．

鎌田：途中で参加者がChatに書いてくださったのですが，私も病院だとベッドサイドからその人がどんな人かと見ると思うのですが，自宅に行くと想像以上のものが，障壁がいくつか外れていろいろなものを見せてくれます．それも在宅医療の魅力なのかと思います．

管麻 理恵：奥会津在宅医療センターの看護師です．私も4月からお世話になっています．私は社会人経験を経て，看護師3年目ということで，今日は先生方のお話は難しいところが多かったのですが，看護師としてアセスメントする能力や，患者さんとのかかわりはこれから大事だと思います．

中山 明子：今日はこんなに在宅医療の話をする会ではないと思っていたのでたいへん驚いています．前半の徳田先生のLecture 1はたいへん面白くて，全部理解できない部分もありましたが，先生NHKに出てこういう話をして社会を変えては

しいのですが,「日曜討論」には出ないのですか？
日本をどうか良い方向に変えてください.

徳田：私たちは細々と自前のＦＭ那覇で発信して
います.
https://www.youtube.com/watch?v=lBOoMdF1zHs

小泉 俊三：今日はたいへん良いお話が聞けまし
た. とくに本音のところが聞けてたいへんために
なりました. ポリファーマシーも含めて過剰な医
療に関する問題意識を今日ご参加の先生は共有し
ておられるので心強く思いました. 診療ガイドラ
インも診療行為をやる方向ばかりを述べています
が, それが本当に生活者としての患者さんにとっ
て良いことなのかどうか, たいへん難しい問題が
あるということを医療界の「メインストリーム」
にいる人たちに問題提起をしていきたいと思いま
す. 近々, 私たち Choosing Wisely Japan は, 日
本医学会分科会に加入しているメジャーな専門学
会を中心にこの課題について調査を試みる企画も
始めています. 最後に先ほど佐賀県の織田病院の
話が出ました. 私が20年近く前に佐賀に赴任し
たときから総合診療部にとって一番の支援病院で
した. 理事長の織田正道先生は, 現在, 全日本病
院協会の副理事長をされていて, 病院団体のなか
でもたいへん斬新な発信をされています. こうい
う機会に織田病院の担当者の方と今回のジェネラ
リスト教育コンソーシアムがオンラインでつなが
ればもっと実際の話が聞けたかと思います. この
病院は, 高齢者というと普通は後期高齢者として
75歳以上をひとくくりにしますが, 緻密に地域
で医療ケアをしていると, 85歳を超える方は別
の側面を見ていかないといけないということで,
85歳以上の方のケアを一つ別のカテゴリーとし
て取り組みをされています. 緻密な活動をされて
いるからこそ出てきた発想だと思います. 今日の

課題に関してはたいへん参考になると思います.
ムック版の「ジェネラリスト教育実践報告」に寄
稿していただくよう要請されることをお勧めしま
す（本誌93ページ掲載）.

　いずれにしても本日はたいへん学びとなる時間
を過ごさせていただきありがとうございました.

和足：皆さんお疲れさまでした. 私はこのテーマ
は何としても参加しなくてはならないと思って
いました. 地域医療と在宅医療は, 今後確実に
2040年や50年頃の我が国のメジャーな医療の現
場の問題になります. 人口も減少し, 患者さんの
多くが高齢者になったときに, 総合診療医として
地域医療で奮闘する我々が医療のメインストリー
ムなるのは間違いありません. このテーマは最先
端ですので, また8年後くらいに今日のテーマで
議論したことが最先端だったというようなムック
版の本になればいいと思います. また在宅医療
を考えれば, 私は最近 patient engagement とか
patient experiment, patient journey に興味があ
るのですが, 患者さんがどこからやってきて, ど
こへ帰って, どういう生活をされるのかを考えた
ときに, 在宅診療というのは社会的フィジカルな
のです. ベッドサイドで私たちは攻めのフィジカ
ル, 攻めの問診というのをやるじゃないですか.

**提言：「攻めの社会的フィジカル」を取りに行く
ような感覚で行くと, もっと学生や研修医におも
しろく教えられると思う.**

　多職種とかツールとか今後そういったものをど
うやって生かしていくか, ＩＣＴをうまくどのよ
うに介入していくか, どのように社会に実装して
いくか, そういったことができるリーダーを養成
していくのはこの場面では大事な要素なのかなと
思いました. 最後に付け加えると, リソースがな
いからこそできるいい医療は間違いなく存在しま
す. 私は島根に来て確信したのは, 島根だからこ
そできる, 地域だからこそできる変革や医療, 教
育が実際あるのです. ただ往々にしてこのあたり
のことはなかなか言語化して表現されないので,

伝わりにくいのです. 現場の中で私たちは粛々と, いいこと, 正しいと思うことを積み重ねて情報提供をしていくことを続けていけることができればいいと思います.

土肥 栄祐:私は 10 年臨床をやって患者さんの疑問があって 4 年基礎医学で留学して今は新潟大学で基礎研究をしています. 実は在宅診療のアルバイトをしています. 在宅診療で一番役に立つのはバイタルサインの読み方です. あと I C T 使わないと全然回らないというのは実感しています. アルバイトであっても, 大学病院の医師が在宅診療の現場に組み入れないというところがあります. このコンソーシアムに参加しているのは以前からモチベーションが高く, 皆さん必須で大事だとおっしゃるのですが, なぜ大学病院の若い医師や市中病院の医師が専門に行っちゃって, こういう会に来ないのかは結構大事な問題のように思います. もっと出入りが自由で風通しがよい感じにしたほうが皆の学びも多くなるんじゃないかと思っています.

鎌田:阿部先生の言ったように風通しがいいのは重要だと思います. 今回のコンソーシアムで横のつながりができていますので, 単発で終わらずに, ぜひ近い将来「続:再生地域医療 in Fukushima」を行いたいと思います. いろいろな発信の仕方があると思いますので, それぞれのご意見をこのコンソーシアムを通して発信して少しでも世の中を変えればいいと思います. 本日は皆様, 長時間のご討論本当にありがとうございました.

Editorial

患者力を引き出すスキルを磨く

東 光久

　医療は医療者が一方的に提供するものではなく，患者・受診者が，自分事として一緒に考えていくことが重要です．私たちはこれを「患者力」と呼んでいます．医療は人と人との交流から生まれる物語であって，全く同じ医療は存在しません．たしかに同じ診断であれば，同じ治療が提供されるでしょうが，医療は薬や手術だけではありません．医療者も患者もそれぞれ歩んできた人生があり，それぞれの価値観があります．そこで交わされるコミュニケーションは唯一無二のものです．医療はサイエンスとアートの両方で形成されるのです．そこに豊かな双方向性のコミュニケーションが育まれれば，もっと大きな効果が生まれるでしょう．このコンソーシアムでは Lecture のあと，医療現場の事例を挙げ，診療の実際を討論します．この度「患者力を引き出すためのスキル・ツールキット」がカイ書林から刊行されました．このコンソーシアムの討論と新刊のツールキットの本で，「患者力」を引き出すためのスキルが，日常診療の現場で生かされることを願っています．

Improving skills for "Pulling up Patient Empowerment"

Teruhisa Azuma

Medicine can't function at its best when medical providers supply one-sidedly, instead it has its best value when patients and their family members think together as with their own issues. We call it "Patient Empowerment". Medicine is indeed narratives created by interactions with other people, so a completely unified medicine can't exist in the real world. In fact, if the diagnosis is same, the treatment could be provided in the same way. However, medicine doesn't consist of drugs or operations only. Medical providers as well as patients each have their own lives, also their own values. Therefore they have one and only communication interaction in each clinical setting. Medicine can be built through both of science and art together. When more enriched and interactive communication is fostered in medicine, larger effectiveness can be supplied in medical practice.

In this Japanese Consortium for Generalist Medicine Teachers vol.16, after a lecture on "Patient Empowerment", a discussion around the best practice for real cases in medical practice. A book of "Toolkit for patient empowerment" has been published recently by Kai-Shorin Publishing Ltd. The editors hope skills for "Pulling up Patient Empowerment" can help generalists to make use of it in medical practice nationwide through the discussion of the consortium and the toolkit of the book.

患者力を引き出すためのスキルを磨く

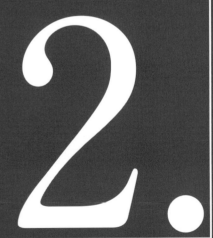

Preface
「患者力」事始め

上野 直人先生（テキサス大学 MD アンダーソンがんセンター乳腺腫瘍内科）に聞く「患者力」

インタビュア：東 光久

「患者力」を提唱しようと思った経緯は

上野：私は，元々「患者力」という言葉を使うことを考えていたわけではありません．10年くらい前から，患者さんとの日常診療の中で，医療を受けやすい人と，受けにくい人とでは大きな違いがあることを感じていました．日本とアメリカとを比べると，医療に参加しないとか医療そのものを理解できていない患者さんは日本のほうが相対的に多いかなという印象があります．そういうことを15〜20年くらい前から感じていました．どこで違いがあるのか私は考えてきました．医療に対する取り組みの姿勢が，すごくよくできた患者さんと全くできていない患者さんとで違いがある．その違いは，たいてい話している内容が「患者力」に係るものが多かったのです．これを契機として，私の一冊目の本，「最高の医療を受けるための患者学」（講談社，2006）を出版しました．

　その後，患者さん自身がエンパワーされていることが大きな要因にあるということで，それを言語化して，「患者力」という言葉にしました．私がこの言葉を使い始めたのか，それとも以前からこの言葉があったのかどうかはわかりません．それをわかりやすくするために私は「患者力」という言葉を使い始めました．

東：最初に「患者力」という言葉使ったのは，患者さんに対してですか？それとも医療者に対してですか？

上野：医療者に対してです．「患者力」というと，難しいのは，患者さん自身が学ばなければいけないとか，患者さん自身がこうしなくてはいけない

というと，10年前は反発がありました．医療というのは，サービス業であって，サービスを提供するのは医療従事者です．ホテル業で考えたら，宿泊者が努力しなくてはいけないと言われたらおかしなことです．最近は患者さん自身が積極的に参加することが重要であるということを皆さん気軽に発言されますが，10年前にはそれは患者さんへの責任逃れだと言われたものです．最近は聞かれなくなりましたが，医療者が自分自身で行っていないことを患者さんに言っていると．医療はサービス業ですが，普通のサービス業とは違い，サービスを受ける側が同等にならないと質の高いトータルサポートは実現しませんし，治療の結果を生み出せません．これは頭の中ではわかっていても，それをどうしたら正しく表現し理解していただくかは，10年くらいの時間の経過があって今ようやく，こう表現したほうがよいのではないかが受容されてきたのだと思います．時代が成熟したのかもしれません．

患者さんは変容する

東：ひとりの患者さんの中で次第に変容していったというご経験も先生にはありますか？

上野：はい，ありますね．よく誤解があるのが，アメリカの患者さんは初めから自分の病気がわかっていて積極的だと言われますが，私は，それは誤解だと思います．患者さんは，日本でもアメリカでも，スタートラインは全く同じです．がんという病気になってショックを受けて，どう取り組むかに関して違いが表れます．アメリカ人がそ

うできているわけではありませんが，割合病気を理解し，積極的に質問していく．それはわれわれ医療者が誘導しているところもあります．わざと誘導しているのではありませんが，質問し，理解することは当然であるし，当然のように患者さんはわれわれに求めます．そうしなくてはいけないということを，普段の医療の中でちりばめながら行いますと，患者さんはどんどん変化していって，患者さんの中で「一流患者と三流患者」（上野直人：「一流患者と三流患者」朝日新聞出版部，2016）という大きな差が出てきます．

東：「伸びる患者さんと伸びない患者さん」で，どういうところに違いがあるのでしょうか？

上野：本当にどうしようもない患者さんはたしかにいます．学ぶ考えもないし，病気に対して取り組もうということもない．ストレスや家族との関係などやケアサポートがないなど社会的要因もあります．つまり必ずしも患者さんの能力だけではありません．よくたとえるのはスポーツです．同じスポーツでもオリンピック選手になる人もいます．高校野球で活躍する人もいます．草野球をする程度で楽しむ人もいます．また球技はすべてだめという人もいます．そこには本人の能力，環境，努力などすべてがかかわりますから，単純に能力，才能では済まされません．もちろんすごいという患者さんは，危機的状況においてどう管理するかに関しては才能があるのかもしれません．しかしすべての患者さんがそのような人になる必要があるかといったら，われわれはそのような患者さんを求めているのではありません．患者さんがある程度の一定のレベルのことができれば，あとは医療従事者が追えることがあるのです．ところで困るのは，全く理解しない，参加しない，自分のことをどう考えているかわからない患者さんに，われわれは手を焼きます．われわれは，そのような患者さんが少なくなることを求めているのです．

東：患者さんがある程度のところまで来てくれたら一緒に歩みやすいと思えるのですが，そこになかなか至らないのですね．

上野：それはたぶん日本とアメリカのカルチャーの違いです．アメリカでは自分自身を語らないといけません．小児が医療を受けるとき，医療者が子どもをひとりの人間として，「質問はないか」とか聞きますね．日本の小児科の診療現場ではどちらかというと声掛けは親に向けます．これは患者さんが医療を受け，育っていく中での大きな違いとなります．

東：私も当直をしていて子どもの患者さんを診ることがありますが，両親が心配して連れてきますが，子ども本人は全く困っていないし，むりやり親のいうことを聞かされていて，採血しようとするといやがります．子どもたち自身に発言させたりする機会を与えるのは必要なのですね．

上野：それはたいへん重要ですし，1回の医療現場の話ではなく，そのようなことが続くと，子どもは質問することが当然だし，質問されることも当然であると考えるようになります．どうしてこれをされなければならないのかという病気の説明も理解できるようになります．もちろん理解度は様々ですが，それでも一個人として接していくことは大切です．その経験なしでいきなり大人になって医療を受け，親や自分がどのような医療を受けているかを見ていると，多くの人は，皆さんご存知のように，われわれ以上の年代の人はパターナリスティック（父権的）な医療（患者の自律性，すなわち自己決定を確認せずに行う医療），つまり「先生にお任せします」という医療を受けることになります．当時はそれで回っていて許されていたかもしれませんが，現代の Evidence-based Medicine と複雑な社会状況の中では通用しなくなってきました．時代と環境のずれが出てきているのです．今回本書を刊行するに際しても，そのずれを，良し悪しではなく，補正していくことが重要です．その補正していく環境を作るのは，患者が努力していくのも大切ですが，やはり医療者がそのことを理解するスキルを持っていなくて

はうまくいきません.

東：上野先生ご自身の患者としての経験が，そのような考え方に影響を与えたのでしょうか.

患者としての経験が影響した

上野：考え方にどのような影響を与えたのかは別として，自分が意外と大した患者ではないということは，私はすぐわかりました．たとえば肉腫になって，それが稀な悪性線維性組織球腫（Malignant fibrous histiocytoma：MFH）で手術を受けなくてはならなくなりました．その後，術後補助化学療法や術後放射線療法をするかどうかというときに，データが不足しているので結局受けた医療は主治医を信じて鵜のみにしてすべてが動きました．あとから振り返ってみると，質問もしていませんでした．普通の人よりある程度取り組めたとしても，本に書いているような，自分自身がこういう風にして最高の医療を受けるというようにはできていませんでした．ではその後5年，10年経って，今度は骨髄形成症候群で非血縁同種移植を受けなくてはならないとなったときに，どこまで学びがあったのかと言ったら，あったようで実はなかったのです．同じことを繰り返していました．つまり，たいした患者でないということです．二流患者ですね．難しい状況に陥って，診断や治療法が明確でなく，臨床試験に参加しなくてはいけないことが分かったときに，自分自身のペースを取るのは難しいです．知識を得ることと実際に実行することには違いがあります．周囲の妻や友人，主治医がいろいろ言ってくれて自分のペースを取り戻しました.

東：その上野先生のペースは，周囲より遠くまで行っていたのか，それとも遅かったのか，どちらでしょうか？

上野：両方あります．あらゆる情報を調べまくって，いまひとつ本来ならばそれを行うべきなのか．エビデンスがないすれすれのところまで行うべきなのかを考えたことは事実です．一方でこれ以上検査することで不必要に知りたくないと，自分でペースを落とすこともありました.

東：日々の生活や仕事でもそうですが，好調なときもあれば，疲れたので休みたいと思うときもあるでしょうが，患者としての療養生活でも浮き沈みはあると思います.

上野：「患者力」を身につけたとしてもアップ・ダウンはありますし，それが普通だと私は思います．よく言うのは，最終的に治療でよい結果を得たいというのは当然ですが，しかしうまくいかないときもよくありますし，この数年気にかかっているのは，あのときにこういうことをちゃんとやっておけばよかったという後悔は，結構応えます．後悔はしないようにすることが重要です．後悔することの多くは，よく調べておけばよかったとか，もう少し自分の考えを述べたほうがよかったとかで，あまり治療法の選択の適否などはなかったですね.

東：そのような経験の上に，サバイバーとして今診療上患者さんに心がけていることはございますか？

患者さんのカオス（混沌）を許さなければならないときもある

上野：心がけているのは，「こうしたらよい」というのは念頭にある一方，結構患者さんに好きにやってもらうようにしています．変なことをしなさいというのではなく，良いことも悪いこともそのまま話してもらう．おかしなことを言っても，そうすることで変な方向に極端にいかなければ，それを容認します．絶対にこちらに走っていかなければならないというアプローチよりも，紆余曲折はあっても，コントロールするカオスの中でできるなら，許してもいいと思います．「患者力」とか「こうしよう」ということがあって，それを押し進めるとまたパターナリスティック医療に逆戻りする.

東：形を変えたパターナリズムですね.

上野：形を変えた，一見よさそうなのですが，パターナリスティック医療をやってしまっている危険性があるのです.「あ，そうなんだ」とそれを最近よく実感しています.患者さんの安全が損なわれてもらっては困るけど，そこまで行かない限り，カオスを許す.許すと自分の周囲の医療スタッフがまた苦情を言います（笑）.文句を言われますが，そういう周囲のスタッフを理解できないこともありますね.とくに病気をしたことがない人にとっては，どうしてこんなカオスを許すのかと言います.でもカオスを許さなければならないときもあるのです.私は自分自身がそれを経験していることもあるので，このときこれを話したら，患者さんは，おそらく「何言っているんだ，この医者は」というようなことを考えているだろうなというイマジネーションが湧くのです.「肯いているけどこの患者さんはやらないだろうな」と私は考えているのです.「自分だったらやらないな」と（笑）.私はこうしろと言っているけど，心の中ではそうは思っていない（笑）.

東：それはありますね（笑）.

上野：それが正しいかどうかは別ですが，私は気づいています.私のチームメンバーが声を挙げることがあります.「先生，こんなことを許すんですか！」と.そのときは「Don't worry.」（笑）.もちろん物事によっては正しく説明します.たとえば怪しげな治療法があって，進行性がんで治らないのに患者さんご本人は一生懸命調べてきて，これをやってみたいと言ってきたときは，「OK，やってみようか」というときもあります.それでうまくいかなかったら，なぜうまくいかなかったかを言います.つまり患者さんのいうことを完全否定するのではなく，キャッチボールしながら説明します.しかし「患者力」とか医療者の考え方からすると，医療的なエビデンスから言えば否定されます.このようなカオスをどこまで許容するのかは一つのポイントです.

東：そこは私も悩んでいます.

医療者としての最低限のスキルを身につけてから，自分らしさのある医療を目指す

上野：そこはスキルというよりアートです.医療とその人との信頼で，その患者さんがこういう人なのだということが理解しないとできません.それをこの本で学べと言っているわけではありませんよ.そうではなく，医療者として，患者さんが発言できるようにしたり，こういう行為には注意しなければいけないという，医療者としてのベースにある程度の最低限のスキルを身につけたうえで，今度は自分らしさのある医療を行うということはたいへん重要なことだと思っています.

東：医療者が自分らしさを医療の中で表現するということは，アメリカでは各医療者が心がけて行っているのでしょうか？それとも人によるのでしょうか？

上野：人によると思います.たとえば Advance Care Planning（ACP）ですが，ACP のアプローチのしかたも人によってかなり差があって，個人的な心情とか何を信じているかは ACP を患者さんや家族に対するアプローチに影響を及ぼすと思います.私がアメリカでも皆に言っているのは，ACP や Do Not Resuscitate（DNR）について，自分自身の ACP や DNR を考えたことがない人が，どうして他人にそれを言えるのか，ということです.それは教育の一部であって，最終的に考えたことを ACP とか DNR で文書化しろと言っているのではありません.ただ，考えもしなかったのに，それを語る医療従事者を，私は首肯できません.私自身，がんになった14，5年前に，自分が ACP や DNR をどうしてほしいかすべて文書化しました.最近また作り直しているところです.ここまで理解したから，自分の最後をこうしたいということを文書化することはたいへん難しいです.その困難さを理解したうえで人に語るのと，理解していないとでは，違います.個人的な心情や自分の人生観とかが自分でわかっている人

は，自分らしさを医療従事者として出せると思います．そこを全く考えていないと微妙な違いが出てしまいます．

東：私が研修医時代に印象に残っている指導医の言葉に，「死生観を持て」という言葉があります．

上野：同じことですね．それはアメリカでも日本でも医学教育に欠けていることです．言葉は教えておきながら，では自分自身をどう扱えばいいのかという作業が不足しています．私は医療従事者自身による自らの ACP や DNR の文書化を推奨しているのですが，なかなか受け入れていただけません．

東：私も文書化を実行してみます．

上野：しかも難しいのは，自分だけやると自分のものと感じますが，私がもっとチャレンジングだったのは，妻の ACP と DNR の文書化で，妻は元気で健康に何の問題もないのですが，それは大変でした．

東：上野先生が奥様に持ちかけたのですか？

上野：そうです．わざわざ文書化を行ったのではなく，自分自身の ACP を文書化するに当たって，アメリカの場合，普通家族ごとにパッケージを作ってしまうのです．それには最終的に法的に評価するために弁護士などがかかわります．妻の文書化をどうするか尋ねられるとこの話題を避けることはできません．　そうしたら，不可逆的な状況になった場合，CPR（cardio pulmonary resuscitation）をしないというよくある DNR のパターンですが，これが問題となります．「不可逆的な状況」とは何か．不可逆的と判定する人間は本当に信用できるのか．これについて私たちは数か月考えました．毎日話し合ったわけではありません，だんだん疲れてくるから（笑）．それほど難しい問題であって，私のようにある程度知識があって普段から医療にかかわっている人間でも

この有様です．

　死生観を持つとか，どういう医療を受けたいか，どのような医療に取り組みたいか，自分が病気になったときにどう対処したいのかがわかると，スキルの上の次のアートのような部分ができて，自分らしい医療が可能になるのかもしれません．でも「この時点で，あなたは卒業しました．」とかいうことはないと思います．学びは継続するのです．健康であることがいいのは当然で，誰にもがんになってほしくないし，誰も病気になってほしくないし，病気というのは不必要な経験なのですが，医療という職業に就いた以上はそのようなトレーニングをしていくのは医療者としては重要だと思います．このようなトレーニングは現在の医療の現場にはほとんどありません．今ある医療の主なトレーニングは，免許を取るエキスパートのためのスキル・セットだけです．そのうえにわずかに少しだけコミュニケーション・スキルやチームを作る能力があって，その次の，患者さんとどのように対面してその「患者力」をどのようにして養うかという行為の教育はゼロというのが現状です．この現状を変えたいというのが私たちPEP のような活動だと思います．

東：この本づくりを担当する編集部のほうからの要望はいかがでしょうか？

カイ書林：これまで本書の序説に相応しいご意見をいただきありがとうございます．本書の読者の皆さんに，この本の使い方につきましてひとことメッセージをお願いできませんか？

この本の使い方

上野：この本でどのようにして患者力を引き出すスキルを身につけることを意識して読んでいただきたいと思います．ただ，スキルを身につけたいと思ったから身につくものではありません．ぜひ医療現場で練習していただいて，患者さんや医療者から様々な反応が出てきますので，それをいろいろな人と話し合いながらスキルを高めてほしいと思います．これはスポーツと同じで，この本が

きっかけとなり，指南書になってくれればよいと期待しています．

東：普段からお話をしてきたつもりですが，今回上野先生から興味深いお話が伺えて，少し贅沢な気持ちになりました．今回気づいたのは，医療者自身が自分のACPを考える必要があるというのは，当然と言えば当然なのですが，改めて振り返ることができました．自分たちができていないのに，患者さんにそれを強いるのは，ある種暴力にも近いのかもしれません．

上野：驕りになりかねません．そのずれは常に意識して，十何年前に「患者力」という言葉は使っていませんでしたが，「患者さんも参加しなければいけない」と言ったとき，責任転嫁だという意見が出てきたのですが，それは現在も医療状況の根底には流れていると思います．何もしなくても最高のアウトカムと満足度が得られるのなら，やらないほうがいいのです．しかしそこが違う，かつ現実にあり得ないのだということを理解して，医療側も意識して行わないといけません．単に「患者力」を押し付けると新たなパターナリスティック医療を提供していることになりかねませんね．

東：私たちは，「患者力」を，患者さんが自分の病気のことを想うことと定義しますが，私たちも自分のこととして考えなくてはなりません．

上野：本書は新しい領域の本です．私の提案ですが，本書が刊行されるころまでにPEPのWebを立ち上げたほうが良いかもしれません．ホームページを作成中*とのことですが，この本の中に質問が寄せられればPEPのサイトに来てもらえれば説得性があって良いと思います．この本の刊行前にPEPのホームページが開始できるといいですね．

東：大事なタスクとして取り組みます．日本がんサポーティブケア学会などでPEPの案内できるようにしたいと思います．

上野：Webに来てもらって，4か月に1回くらいメルマガを配信したりして，興味ある方に登録してもらう．もしかしたら多くの人が集まってネットワークができるかもしれません．

編集部：「患者力」を学ぶための演習問題を次ページに示します．どうぞご覧ください．

＊　現在はPEPのホームページがあります．
　　https://www.pep-med.org

Preface
演習問題

演習問題 1 （作成：長谷川友美）
「先生の言っていることが理解できない」状況は 2 種類ある.

① 医師の説明が難しく，言っていること自体が理解できない場合
　（例）

胃癌で腹膜播種があり，手術はできません. これからの治療は，根治を目指すものではなく，予後延長のために化学療法をします. と医師から説明された.

説明中に質問はなかった. 化学療法を行うことになり，後日，外来看護師に，患者から質問があった.

・「腹膜播種ってどういう状況ですか.」
・「抗がん剤が効いたら，手術はできますか」
・「予後というのは余命のことですか」
・「先生に説明されたけど，言葉が難しくてわからなかった」

② 医師の説明を言葉では理解できているが，自分の病状が具体的にイメージできない場合
　（例）

・「自分の病気がどんな状況か，いかに良くないかは，わかりました.」
・「でも，自分のこれからの見通しが立たないというか，自分が一体どうなってしまうのか・・・そこがわからない.」
・「良くなるかどうかは，治療をやってみないとわからないというけど，効かなかったらこれからどうなっちゃうの？」
・「これから治療していくのに，何を準備したらいいの？」
・患者が医師に質問してみても，意図の見えない質問の仕方をしてしまうと，思うような回答が得られない.
・思うような回答が得られなかった時に，質問の仕方を変えてもう一度質問する必要がある. しかし，エネルギーが枯渇している患者にもう一度質問するエネルギーがあるか.

編集部：患者さんから「先生の言っていることが理解できない」と言われて，何をしたらいいかわからないとき，何をしますか？

医療者は説明の仕方をトレーニングしよう

上野：皆さんは，医師は説明する能力があるという前提の下でこの質問をされていると思いますが，医師にしても看護師にしても薬剤師にしても，説明することに対する教育を受けていません.

サービス業としてのトレーニングが不足しています. 説明が得意な人と不得意な人がいます. ですから私でももしかしたら理解できないかもしれません. そんなことはよくあることです. 例えば私が患者さんと同伴して医師の立場でものを言わなければならないときがあるのですが，私でさえ，「この医師は何言っているのかわからん」と思うときがあるのです.

話の流れを理解できないのか，言葉自体の意味が理解できないのか，分けて考える

上野：理解できるか理解できないかは，専門用語をどれだけわかりやすく，どのレベルまで下げるかがたいへん重要なポイントです．皆さん，高校生レベルくらいまでの内容で話すべきだという人もいますが，実は高校生レベルでも生物，理科，保健体育の知識が弱い人は，そのレベルでさえ理解できないということを知らなければなりません．そういう意味で，分からないという言葉をかみ砕いて医師に質問しなければなりません．

　事前資料に「腹膜播種」という用語が上がっていますが，それ以前に「腹膜」とは何かを説明しなくては腹膜も播種もありません．患者は何を理解していないかを明確にしなければなりません．全体の流れを理解していないのか，それとも言葉自体の意味を理解できていないのかを分けてみましょう．もしも言葉が理解できていないなら，そこからまずは質問していきましょう．

中学生でも理解できるレベルで話そう

東：おっしゃる通りです．私も以前看護学生さんの1年生に教えていました．高校卒業直後の人たちなので，医療や生物に興味があるはずなのに，それでも医学用語が難しいと言います．言葉を身につけて話すときになると，急にその言葉を使い出して，自分たちの同世代でも理解できないような言葉で話してしまうようになるのだろうなと今お聞きして思いました．私も医学用語を説明するときに，患者さんが大人でもアメリカ人だったら小学校5年生くらいと思って話したほうがよいと聞いたことがあります．日本人なら中学生くらいと言われた記憶があります．それくらい私たちは目線を下げないといけないと思います．

長谷川：私は医師の先生たちの説明に同席することは多いですが，先生たちはほかの先生の患者さんへの説明を聞いたことはあまりないと思います．上手な先生もいる一方，そうとも言えない先生もいて，教科書通りのことを言っていると思うこともあり，かなり差があるなと感じています．

患者さんの頷きも，理解できないと止まってきます．患者さんは呆然としてしまうのかもしれません．

上野：患者さんが理解できないということは難しい問題で，医療者はトレーニングが必要になってきます．会話を録音して，そこから理解できないキーワードは何かを見つけていくことが重要です．その言葉がわからなければ，その言葉に，「先生，それはどういう意味ですか？」というように質問しないとうまくは説明してもらえません．それをやってもたぶん難しいと思います．

編集部：事前資料の中で，「思うような回答が得られなかった時に，質問の仕方を変えてもう一度質問する必要がある．しかし，エネルギーが枯渇している患者にもう一度質問するエネルギーがあるか．」とあります．

1回限りの説明で解決しようとはしない

上野：その通りで，ポイントは1回限りの説明で解決しようとはしないことかもしれません．1回吸収して，その場でキャッチボールできればそれに越したことはありません．しかしそれはかなり難しいので，得た情報を正しく記録できるか．それを持ち帰って，もう一度聞いてみて，それをほかの人に説明できなければ，なぜ説明できないのか，それは言葉の問題なのか，論理の問題なのかを考えていかなくてはなりません．

編集部：この本は患者さんへの対応をめぐって，そこからどのようにして患者力を引き出していくかを狙っています．そのための医療者のトレーニングついてはいかがでしょうか？

よく使う医学用語を置き換えるトレーニングをしよう

東：私も若かったころ上級医の先生から教わったのが，医学用語を言ったとしても，その単語をまずほかの言葉に言い換える．そしてそれを患者さんに伝える．2種類，3種類くらい自分の語彙力を増やしておくようにと言われました．例えば，

演習問題 2（作成：長谷川友美）
「私の治療は正しいのでしょうか？」

・日本の医療現場で，「私の治療は正しいのでしょうか？」と質問されることは，ほぼない．これはアメリカではよくある質問ですか？日本では「私の治療はこのままで大丈夫でしょうか？」というニュアンスになる．
・ガイドラインに沿った治療を行っていても，治療効果が乏しく，2nd ライン，3rd ラインの化学療法に移行していくと，患者から言われることがある．
・医師が少しだけ謙虚に『私の提供する治療では不安ですか？』とか『私の説明だとわからないところがあるのでしょうか？』と気持ちを聞き，一緒に考えましょうという姿勢を見せてくれたら，患者の不安は和らぐのではないか．
・患者は『大勢の誰かにとって良い治療』を求めているのではなく，『私にとって良い治療かを考えてくれていますか？』という問いだと思う．こういった患者の気持ちにどのように回答し，エンパワメントしているのか．

「炎症」は，医療者はよく使う言葉ですが，一般の方は多分わかりません．「それは火事が起こっているのです」「身体の中に火が付いているのですよ」という言い方をする．最初は「炎症」と言っても，そのあとに「それはこういうことです」と言い換える練習をするのです．

上野：すべての良く使う医学用語を置き換えるトレーニングの準備はしておいたほうがいいです．それが教育上大事です．さらにそのうえに，様々の人がいますから，簡単すぎると思えた場合は高度な医学用語を使って説明するし，理解できていないと思えたときは，説明のレベルを下げていく．たとえば「抗がん剤」という言葉や「化学療法」という言葉でさえ多分イメージは湧かないと思います．多分多くの人は，体の中に入って，吐いて，死にかけるというイメージを持っている．

東：「がん」という言葉と「悪性腫瘍」という言葉は，同じようなことを言っているのですが違って理解されていますので気を付けないと思います．

編集部：我々医書出版社もよく理解しないで本を作っているのが現状です．

診療ガイドラインを患者さんに説明することは重要

上野：これは本質的な言葉です．治療そのものが自分に合っているのか，ある病気があって，それは絶対受けなくてはならない治療があって，標準で言われているものを受けているか，受けていないか．受けていないならなぜ受けていないかを明確にしておくことはたいへん重要です．いろいろな診療ガイドラインが多数刊行されていますが，それに外れていることイコール間違っていることではないのですが，ではなぜ間違っていないのか，なぜ診療ガイドラインと違うことを行っているのかをお互いに納得することは重要です．どこまで今あるエビデンスの中で，それに沿った治療をしているのかに関してはっきりと説明しておくことは，私はたいへん重要なことだと思います．

患者さんの言葉の意味をくみ取る努力をする

東：この言葉の意味を確認しておくと思います．「正しいのでしょうか」「大丈夫でしょうか」と聞かれたとき，「正しい」とか「大丈夫」というのをどういう意味で聞いているのかを尋ねます．そしてそれが診療ガイドラインの治療なのか，「私にはその治療で耐えられるのか」という意味で聞いているのか，質問の意味をもう少しくみ取るように努力します．患者さんに質問されたとき，

ちょっとした違和感を覚えるときが質問をされる側にもあります．ある程度の憶測や仮定に基づいて回答すると，患者さんの求めることとずれていることがあります．それをできるだけ防ぐために，質問の意図をできるだけ私の中で，そういう意味なのだということが理解できるように，ある種患者さんの側に言い換えてもらう．私も合わせるけれど，患者さんにも教えてもらう．

編集部：患者さんは，このような質問は医師より，看護師に聞くことが多いと思いますが，長谷川さんはどう対応していますか？

医師に直接聞けないのは何がバリアになっているのかを確認しよう

長谷川：患者さんは，どういう思いがあってこういう発言をするのかを確認します．先生に直接聞けない何がバリアになっているのかを確認します．最終的には医師と患者さんが直接話し合えないと最善の医療を創り上げていけません．先生に直接聞けないのはどこなのかでアプローチが変わると思います．

上野：「一番いい治療ですか？」とか「これは私にとっていいのでしょうか？」とか聞かれたとき，私からどうみてもおかしいと思うときはあります．医療者の中には，お茶を濁す人もいるから，非常に難しいと思います．そういうとき私がよく言うのは，「こういう治療はうちではしません」と言います．あるいは「これは診療ガイドラインとは合っていません」とか言います．「合っていないイコール間違っているとは言えないので，やはり主治医に対して，どうしてこういう治療をしたのか質問していただかないと，真偽がどちらかは判断できない」と言います．本来はこの質問は結構いい質問で，患者さんは言わなければいけません．医療者は答えないかもしれませんが（笑）．

東：セカンドオピニオンで求められてきた質問でしたら，私も上野先生と同じように答えます．質問の意図は，背景にあるコンテキストで確かめます．

上野：患者さんの質問の裏にあるものをよくくみ取って，明らかに間違った治療をしていたとき，はっきりそれは言わないと医療者の責任問題となります．　それはめったにないですが，これはどうみてもおかしいと思えるときもあって，それを放っておくことはできないだけに，そこは医療者としては適切に誘導しなければいけません．

患者さんがヒントを与えてくれることもある

上野：患者さんが質問することは，私はいいことだと思います．はっと気づいて自分が間違っていることがあるからです．

編集部：患者さんがヒントを与えてくれることがあるのですね．

上野：ありますね．

東：私は支持療法を忘れることがあります．

上野：患者さんに言われてみて，「えっ」とか忘れていて「やばい」と（笑）．

東：患者さんから「前回先生はこれ出していたのに，今回はないんですか？」とか．

上野：医療ミスまでは行かなくても，襟を正してくれることはあります．言われたことに対してこちらが腹を立てるというより，逆にこちらがどぎまぎして「やばいやばい」（笑）．

東：上野先生でもあるのですね．

上野：あるある．ミスというにはおかしいですが，忙しすぎる中で情報の確認ができなかったとか，ふと度忘れしてしまう．そこで患者さんが質問したり，前回こうでしたとか言われたり，アメリカでは患者さんが「これは正しいのか？」と聞いてきます．間違ったとまではいかないけど，言われてみて考え直すことはあります．治療を変えたと

いうことはありませんが.

編集部: 今回の患者さんの言葉は「先生の言っていることが理解できない」と「私の治療は正しいのでしょうか?」の2つでしたが, 今後の本書の本づくりの進め方について東先生お願いします.

東: 本書の編集と並行して, 「患者力を引き出すスキルを磨く」というテーマで医療者の皆さんと勉強会を9月12日(日)に行います. がん治療にかかわっている人だけでなく広く医療者の皆さんと今回のような患者さんの言葉にどのように対応していくかについて討論し, そのエッセンスを本書の第2部「演習問題」として本書の中に収録しようという試みです. 上野先生もご賛同いただいています.

上野: はい, 了解しています.

演習問題まとめ

- 医療者は説明の仕方をトレーニングしよう
- 話の流れを理解できないのか, 言葉自体の意味が理解できないのか, 分けて考える
- 中学生でも理解できるレベルで話そう
- 1回限りの説明で解決しようとはしない
- よく使う医学用語を置き換えるトレーニングをしよう
- 診療ガイドラインを患者さんに説明することは重要
- 患者さんの言葉の意味をくみ取る努力をする
- 医師に直接聞けないのは何がバリアになっているのかを確認しよう
- 患者さんがヒントを与えてくれることもある

Lecture 1

患者力を引き出すためのスキルを磨く

東 光久

白河厚生総合病院 総合診療科

要旨：

　患者力とは自分の病気を自分事としてとらえ，知識の習得とコミュニケーションを通じて，医療者と良好な関係を構築し，人生を前向きに生きようとする患者の姿勢を指す.

　Patient Empowerment とは，患者を信じ，患者力を引き出そうとすることである.

　そのためには，医学的知識・経験に加え，医療者の態度・在り様も重要.

Highlight

Skills to pull up patient empowerment

Medical professionals need skills to pull up patient empowerment like a sword needs a whetstone if it is to keep its edge.

The author defines patient empowerment as the patient's will to consider his disease as a problem for himself and, through learning more about his disease and gaining communication skills, will be able to build up a relationship with medical professionals so as to live a more positive life. The author insists that medical professionals should believe in patients and pull up patients' will of life. For that purpose, it is vital for medical professionals to learn the appropriate attitude and to master how they should be for their patients in addition to medical knowledge and clinical experiences.

患者さんからの言葉

　皆さん，医療者の方が多いと思いますが，患者さんからこんな言葉をかけられたことはありませんか？（**Box 1**）

実際はよく理解できていないのに，「わかりました」とおっしゃる A 患者さん.

　それから「別の治療をやってみようと思います. 友達が勧めてくれたので，それを私はやってみようと思います」という B 患者さん.

　また，「病気のことはよく分からないんで，先生にお任せします」という C 患者さん. こういった患者さんを，皆さんはそれぞれにご経験がおありだと思います.

　そういう患者さんの言葉を受けて，私たち医療者の間でこんなやりとりや考えが心の中に思い浮かんだことはないでしょうか？（**Box 2**）

　たとえば A さんに対して，「わかりましたと言っているけれども本当にわかっているのだろうか，理解力がイマイチだよな」と思った.

　他の治療をやりたいという B さんには，「代替療法にいっちゃったけど仕方ないよね，B さんが自分で決めたことだから」と言ってしまう.

　あるいは「先生にお任せします」という C さんに対して，「いつも医療者にお任せだけど，ほんとにそれでいいのかな」

　そんな気持ちを持ったり医療者間のやりとりがあるかもしれません.

　私たちはそのような中で，医療者はもう少し患

者さんにアプローチしてもいいのではないか，患者さん自身が考えたことだし，発した言葉だから，それをそのままいいとは思わずに，もう少しアプローチする方法はないだろうかと考えました.

Empowerment とは（Box 3）

皆さんがよくご存じかもしれませんが，Empowerment という言葉は，WHO（世界保健機関）の定義によれば，「患者自らが，自分の健康に関係する意思決定力や行動力を身につける過程」と言われています.

"Patient Empowerment" とは（Box 4）

まず2つの言葉を整理しておきたいと思います. 私たちは『患者力』を次のように定義しています. 『患者力』とは：自分の病気を医療者任せにせず，自分事として受け止め，いろいろな知識を習得したり，医療者と十分なコミュニケーションを通じて信頼関係を築き，人生を前向きに生きようとする患者の姿勢

Patient Empowerment と は： も と も と 'Empowerment' は『権限委譲』と言われています. 医療者は患者が問題に向き合い，解決する力を持っている，と信じること，そして患者が，患者力を自主的に発揮できるように，医療者が援助することであると私たちは考えています.

Patient Empowerment Program（Box 5〜7）

以上のような考えを共有して，2019年に多職種から成るメンバーでチームを作りました. それが Patient Empowerment Program（PEP）です. 全国の多職種，多施設から構成されています. そ も そ も PEP と い う 言 葉 自 体，Patient Empowerment Program という言葉以前に，他人を励ますための言葉や話として米国では "PEP talk" という言葉が使われているようです. そういう意味でも PEP という言葉は，目を引き，誰にでも，世界にも通用するものになると思います.

3つのスキル，MAC（Box 8）

私たちのチームの一員である米国の MD Anderson Cancer Center の上野直人先生，ご自身が腫瘍内科の教授である一方でがんサバイバーでもいらっしゃる先生が，3つのスキルとして，がん患者さんに持っておいてほしいスキルを提唱しました. われわれの仲間でもこのスキルを重視しています. 今日このあとのディスカッションでも討論される患者さんとの語りの中でもこのMAC に沿って吟味していきたいと思います.

提言

M：Medical Literacy で，見方を変えると Health literacy ともいわれますが，情報を収集・理解・吟味・適用，そして実践なども含めた，広い意味での literacy を指します.

A：Assertiveness で，自己主張というと強く響きますが，想いを伝えるということを指します.

C：Communication です.

この3つの頭文字を取って，私たちは MAC と呼んでいます.

Box 1　患者さんからこんな言葉を言われたことはありませんか？

患者A『わかりました』（よく理解できていないのに・・・）
患者B『別の治療をやってみようと思います. 友達が勧めてくれたので』
患者C『病気のことは分からないんで，先生にお任せします』

Box 2　こんなこと思ったことはありませんか？

『Aさんは，理解力がイマイチだよな』
『Bさんは，代替医療にいっちゃったけど仕方ないよね』
『Cさんは，いつも医療者にお任せだけど，ホントにそれでいいのかな』

医療者は患者にもっと積極的に関わるべきではないのか

Box 3　Empowerment とは

WHO によれば

― 患者自らが，自分の健康に関係する意思決定力や行動力を身につける過程
1. 患者としての自分の**役割りを理解する**
2. 十分な**知識**を獲得した上で，医療者と関わる
3. 患者**スキル**
4. それを促進する**環境**の存在

https://www.ncbi.nlm.nih.gov/books/NBK144022/

Box 4　Patient Empowerment とは

『患者力』とは

― 自分の病気を医療者任せにせず，**自分事**として受け止め，いろいろな知識を習得したり，医療者と十分なコミュニケーションを通じて信頼関係を築き，人生を前向きに生きようとする患者の姿勢

Patient Empowerment とは

― 'Empowerment' は『権限委譲』
― 医療者は患者が問題に向き合い，解決する力を持っている，と信じること
― 患者が，患者力を自主的に発揮できるように，**医療者**が**援助**すること

Box 5　Patient Empowerment Program

― 医師，看護師，薬剤師，作業療法士，MSW からなるメンバーで 2019 年に設立

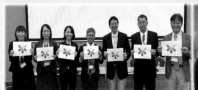

守田亮氏より提供，一部改変

Box 6　Patients Empowerment Program (PEP)

東　光　久	（医師 白河厚生総合病院）
上　野　直　人	（医師 テキサス大学 MD Anderson Cancer Center）
小　室　雅　人	（薬剤師 国立国際医療センター）
下　村　昭　彦	（医師 国立国際医療センター）
庄　司　由　佳	（作業療法士 白河厚生総合病院）※現，塙厚生病院
立　松　典　篤	（理学療法士 名古屋大学）
長谷川友美	（看護師 白河厚生総合病院）
平岡菜穂子	（看護師 国立がん研究センター中央病院）
守　田　　亮	（医師 秋田厚生医療センター）
和田美智子	（MSW 秋田厚生医療センター）
笛　木　　浩	（一般社団法人オンコロジー教育推進プロジェクト事務局）
石　井　　均	（医師 奈良県立医科大学　医師患者関係学講座）
伊　藤　高　章	（臨床宗教師 上智大学　実践宗教学研究科）

Box 7　PEP の由来

Patient Empowerment Program

What is "**PEP talk**"？
― 他人を**励ます**ための言葉や話

Box 8　三つのスキル，MAC

情報の吟味　　自己主張　　コミュニケーション
Medical　　Assertiveness　　Communication
Literacy

スキルとは，教養や訓練を通して獲得した能力

上野直人氏より提供，一部改変

■ M（情報を収集・理解・吟味・適用できるスキル）（Box 9, 10）

　M は，情報の収集・理解・吟味・適用という 4 つの要素から成ると考えています．たとえば患者さんのニーズとそれに対する医療者の為すべきことを Box 9 にまとめています．「内容を分かりやすくしてほしい」という患者さんのニーズに対して，医療者は専門用語と一般名を併用したり，専門用語を乱用することを禁止したり，文字だけでなく図を入れたりして，いろいろな工夫でわかりやすくしてサポートすることが重要です．また，内容を理解したいとか，治療の位置づけを理解したいという想いに対して私たちはいろいろできることがあると考えています．これを私なりに考えました（Box 10）．たとえば患者さんに対して，「この内容は難しいですか」と聞いてみたり，「10 点

満点でどれくらい理解できましたか」とか，「治療の選択肢を説明しましょうか」とか，私たちの働きかけで患者さんが自分の口からは言いにくいことでもうまく想いを表現することができることにつなげていけるのではないでしょうか．

■ A（想いを表現するスキル）（Box 11,12）

　いろいろな情報を理解したうえでそれを選択するに当たって，治療法のそれぞれのメリット・デメリットを選択したり，ご自身の希望を伝える際には，患者さんは自分からはなかなか言い出しにくいこともあるでしょう．そういうときに「それぞれの治療のメリット・デメリットお話ししましょうか？」とか，「これからの生活でのご希望は？」，「治験でもなんでも，治療をもっとがんばりたいというお気持ちでしょうか？」などと言っ

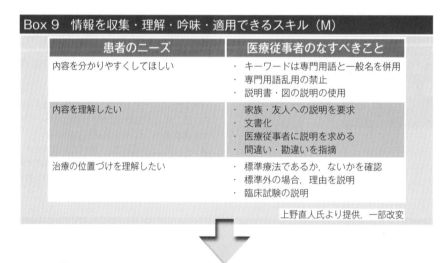

Box 9　情報を収集・理解・吟味・適用できるスキル（M）

患者のニーズ	医療従事者のなすべきこと
内容を分かりやすくしてほしい	・ キーワードは専門用語と一般名を併用 ・ 専門用語乱用の禁止 ・ 説明書・図の説明の使用
内容を理解したい	・ 家族・友人への説明を要求 ・ 文書化 ・ 医療従事者に説明を求める ・ 間違い・勘違いを指摘
治療の位置づけを理解したい	・ 標準療法であるか，ないかを確認 ・ 標準外の場合，理由を説明 ・ 臨床試験の説明

上野直人氏より提供，一部改変

Box 10　情報を収集・理解・吟味・適用できるスキル（M）

患者のニーズ	医療従事者のなすべきこと
内容を分かりやすくしてほしい → 難しいですか	・ キーワードは専門用語と一般名を併用 ・ 専門用語乱用の禁止 ・ 説明書・図の説明の使用
内容を理解したい → 10 点満点でどれくらい理解できましたか	・ 家族・友人への説明を要求 ・ 文書化 ・ 医療従事者に説明を求める ・ 間違い・勘違いを指摘
治療の位置づけを理解したい → 治療の選択肢を説明しましょうか	・ 標準療法であるか，ないかを確認 ・ 標準外の場合，理由を説明 ・ 臨床試験の説明

上野直人氏より提供，一部改変

て，患者さんの想いを引き出す必要があると思います．実際，皆さんの多くの方々はこのようなことを実践されていると思います．私は，それを体系的にそして構造的にお話ししています．

┃ C（コミュニケーションスキル）（Box 13, 14）

コミュニケーションにおいては，あせりたくない，心配したくないという患者さんの気持ちに対して，私は医療者としてせかすような態度や厳しい表情をしたり，関心が必ずしもなくてコンピュータに向かったりするとかすると，患者さんは伝えたいことも聞きたいこともできなくなりますので，私たち自身のかかわり方も改めて考え直す必要があります．たとえば，私たちが患者さんがいろいろなつらいお話をされているときは，「少

し深呼吸をしてみましょう」「内容を記録に残しましょうね」「質問はありますか．今度紙に書いて持ってきてもらっても構いませんよ」など，私自身が患者さんの理解を助けるという想いを伝えるようにしていくオープンな態度が求められます．

┃ 冒頭のよくある患者さんの言葉を振り返る
1）『わかりました』（よく理解できていないのに・・・）（Box 15）

「わかりました」という患者さんにどんなふうに働きかけたらよいのでしょうか．Mについては，十分できていないと思われます．患者さんが，自分でも理解しようと努めて，「○○という理解でよいでしょうか」と言えるようになるといいですね．医師が患者さんに働きかけるというよりは，

Box 11　想いを表現するスキル（A）

患者のニーズ	医療従事者のなすべきこと
治療法を選択したい	・ 選択肢でなく優先順位のある選択肢 ・ 標準であるかないか ・ なぜ標準でないのか
自分の希望を伝えたい	・ 患者の価値感 ・ 職歴 ・ 趣味
恐れずに果敢にチャレンジしたい	・ 臨床試験と標準療法の違いの教育 ・ 臨床試験のオプション提示 ・ セカンドオピニオンの教育と提示

上野直人氏より提供，一部改変

Box 12　想いを表現するスキル（A）

患者のニーズ	医療従事者のなすべきこと
治療法を選択したい → それぞれの治療のメリット，デメリットお話ししましょうか？	・ 選択肢でなく優先順位のある選択肢 ・ 標準であるかないか ・ なぜ標準でないのか
自分の希望を伝えたい → これからの生活でのご希望は？	・ 患者の価値感 ・ 職歴 ・ 趣味
恐れずに果敢にチャレンジしたい →→治験でもなんでも，治療をもっとがんばりたいというお気持ちでしょうか	・ 臨床試験と標準療法の違いの教育 ・ 臨床試験のオプション提示 ・ セカンドオピニオンの教育と提示

上野直人氏より提供，一部改変

医師と患者さんのコミュニケーションをサポートする立場にある看護師，薬剤師，リハビリ，ソーシャルワーカーの皆さんが，「先生と話しをするときはこんなふうに言うとコミュニケーションがうまくいきますよ」と患者さんに働きかけると，実際の医師とのコミュニケーションがうまくいくかもしれません．Aの自分の考えを伝える際にも，「今は○○を優先したいので，もう少し検査を遅らせることは可能でしょうか」と患者さんが言えるようになるといいのですが，それをどんなふうにしたら患者さんがこんな言葉を発することができるようになるかを考えていく必要があります．Cのコミュニケーションについても，最後に「今日はありがとうございました．来てよかったです．」と言ってもらえるように私たちは患者さんに働きかけるべきです．

2)『別の治療やってみようと思います．友達が勧めてくれたので』（Box 16）

　患者さんのほうから医師に働きかけられるように，医師と患者さんの関係をうまく取り持つ多職種の皆さんのかかわりは大きいと思います．

3)『病気のことは分からないんで，先生にお任せします』（Box 17）

　医師にお任せタイプの患者さんには，「この治療A以外に治療はないんでしょうか」とか「治療Aの副作用を聞くと少し心配です．」，また「先生のお話をうかがって，不安な気持ちが少し軽くなりました．これからもよろしくお願いします．」こういう言葉を患者さんが言える関係性が大事で，私たち自身がそういう関係性を作ろうとする努力が求められているのです．

Box 13　コミュニケーションスキル（C）

患者のニーズ	医療従事者のなすべきこと
あせりたくない 心配したくない	・決断を急がせない ・急かせる態度をとらない ・コンピューターをいじらない
医師の話した内容を自分のものにしたい	・録音・録画することを推奨 ・同伴者を連れることを推奨 ・ビデオ参加の可能性を示唆 ・一般名と診断名，両方提示
質問を上手にしたい	・質問をあらかじめ準備してもらう ・別時間を設定 ・質問を評価

上野直人氏より提供，一部改変

Box 14　コミュニケーションスキル（C）

患者のニーズ	医療従事者のなすべきこと
あせりたくない 心配したくない → 落ち着きませんか．少し深呼吸してみましょう．	・決断を急がせない ・急かせる態度をとらない ・コンピューターをいじらない
医師の話した内容を自分のものにしたい → 内容を記録に残しましょうね．	・録音・録画することを推奨 ・同伴者を連れることを推奨 ・ビデオ参加の可能性を示唆 ・一般名と診断名，両方提示
質問を上手にしたい → 質問はありますか．今度紙に書いて持ってきてもらっても構いませんよ	・質問をあらかじめ準備してもらう ・別時間を設定 ・質問を評価

上野直人氏より提供，一部改変

Box 15 『わかりました』（よく理解できていないのに・・・）

Medical Literacy, M	評価	コメント
情報の収集・理解・吟味・適用	×	自分でも理解しようと努めよう →「○○という理解でよいでしょうか」
Assertiveness, A	**評価**	**コメント**
想いを表現する	×	自分の考えを伝えよう →「今は○○を優先したいので，もう少し検査を遅らせることは可能でしょうか」
Communication, C	**評価**	**コメント**
コミュニケーション	×	コミュニケーションをとってよい関係を作ろう →「今日はありがとうございました．来てよかったです．」

Box 16 『別の治療やってみようと思います．友達が勧めてくれたので』

Medical Literacy, M	評価	コメント
情報の収集・理解・吟味・適用	×	自分でも理解・吟味しようと努めよう →「友達は勧めるのですが，先生はどう思われますか」
Assertiveness, A	**評価**	**コメント**
想いを表現する	○	考えを伝えられている．さらに想いを伝えよう →「私，○○がとても大切なので，この治療にしたいんです．」
Communication, C	**評価**	**コメント**
コミュニケーション	△	コミュニケーションをとってよい関係性を作ろう →「先生のお話をうかがって，気持ちがより前向きになりました」

Box 17 『病気のことは分からないんで，先生にお任せします』

Medical Literacy, M	評価	コメント
情報の収集・理解・吟味・適用	×	自分でも理解・吟味しようと努めよう →「○○という理解でよいでしょうか」 「この治療A以外に治療はないんでしょうか」
Assertiveness, A	**評価**	**コメント**
想いを表現する	△	自分の本心を伝えよう →「治療Aの副作用を聞くと少し心配です．」
Communication, C	**評価**	**コメント**
コミュニケーション	△	コミュニケーションをとってよい関係性を作ろう →「先生のお話をうかがって，不安な気持ちが少し軽くなりました．これからもよろしくお願いします．」

医療における限定合理性（Box 18）

　これを行動経済学の面から考えてみます．患者さんが適切な意思決定をするときには次の3つの要素が重要だと言われています．

　認知機能の障害がなくて心理社会的なコミュニケーションスキルが持てている中で，患者さんに，1）決める力がある．そして2）医療者と，3）患者さんのそれぞれにバイアスがないときです．

　医療者によくあるバイアスは，正しく説明すれば患者はそれを理解できるし，正しく意思決定できると思ってしまう考えの偏りです．他方患者さんのバイアスは，過去の経験やその時の感情，「現状を維持したい」という考え方の偏りです．できる限りバイアスが少ない状態で十分患者さん自身が決める力を持っていれば，本来の意思決定能力が発揮できることになります．しかし合理性は限定的な場合のみしか働かないので，たびたび患者さんが不合理な決定をされることがありますし，私たちも日常生活にもどれば必ずしも合理的な判断ができているとは限りません．しかし患者さんとのかかわりにおいては合理性を求めてしまう私たち医療者はある意味で慣習があると認識する必要があります．

改めて Empowerment を考える（Box 19, 20, 21）

　今述べた MAC は，WHO が求める患者自らが，自分の健康に関係する意思決定力や行動力を身につける過程に含まれると思います．しかしそれを有効にするのは環境の存在です．

　Box 22 の写真をご覧ください．

提　言

患者さんへ，目線を合わせる（＝座る），笑みを浮かべる，手を差し出す，温かい声掛け，すべてを受け止める，深い洞察・省察，思慮に満ちた行動，こういったことが Empowerment につながります．

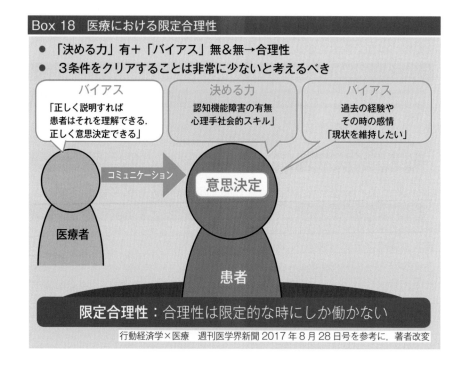

Box 19　Empowerment とは

WHO によれば
― 患者自らが，自分の健康に関係する意思決定力や行動力を身につける過程
1. 患者としての自分の**役割りを理解**する
2. 十分な**知識**を獲得した上で，医療者と関わる
3. 患者**スキル**
4. それを促進する**環境**の存在

Box 20　Empowerment とは

WHO によれば
― 患者自らが，自分の健康に関係する意思決定力や行動力を身につける過程
1. 患者としての自分の**役割りを理解**する（M）
2. 十分な**知識**を獲得した上で，医療者と関わる（M）
3. 患者**スキル**（A & C）
4. それを促進する**環境**の存在

Box 21　Empowerment とは

WHO によれば
― 患者自らが，自分の健康に関係する意思決定力や行動力を身につける過程
1. 患者としての自分の**役割りを理解**する（M）
2. 十分な**知識**を獲得した上で，医療者と関わる（M）
3. 患者**スキル**（A & C）
4. それを促進する**環境**の存在

https://www.ncbi.nlm.nih.gov/books/NBK144022/

Box 22　Empowerment とは

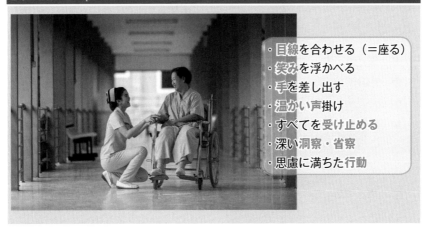

・**目線**を合わせる（＝座る）
・**笑み**を浮かべる
・**手**を差し出す
・**温かい声掛け**
・すべてを**受け止める**
・深い**洞察・省察**
・思慮に満ちた**行動**

■メラビアンの法則

Box 23 は，人の言葉とそれ以外の非言語の情報が異なる場合には，言語情報より非言語情報のほうを人は信用するということを示しています．態度は「わかりました」とふてくされた様子で言っても「わかりました」はわかっていないのです．納得してはいません．私たちの患者さんやご家族への言語情報は，それ以外の情報と一致させて伝えなければならないのです．

＊注：メラビアンの法則は，1971 年にカリフォルニア大学ロサンゼルス校の心理学者であるアルバート・メラビアンが提唱した概念です．「感情や気持ちを伝えるコミュニケーションをとる際，どんな情報に基づいて印象が決定されるのか」ということを検証したもので，その割合が示されました．

■人が他人を受け入れるまでの 4 つの壁（Box 24）

この図の最後の第 4 の壁に，話の内容や構成があり，私たちはこれを伝えたいのですが，それまでの第 1 の壁，第 2 の壁，第 3 の壁をどうやって患者さんに突破してもらえるように私たちが語り掛けるかが求められています．つまり医療者の態度・在り様が重要です．

■行動変容の変化ステージモデル（Box 25）

プロチャスカの行動変容の変化ステージモデルをご覧ください．人は行動を変えるときは，いくつかのステージがあります．そのステージは 1 方向に階段状に上るのではなく，上っては降り，降りては上ることを繰り返しながら成功する人が一定数います．代表的なモデルは，禁煙です（Box 26）．禁煙に関心がないとき（前熟考期），関心があるが，今すぐには開始しようとは考えていないとき（熟考期），今すぐにでも実践するつもりであるとき（準備期），禁煙を実践し始めて 6 ヶ月未満であるとき（行動期），禁煙を実践し始めて 6 ヶ月以上であるとき（維持期），このようなステージがありますが，いつも 1 方向ではないということが人の行動の興味深いところです．

＊注：James O. Prochaska は，心理学の教授であり，ロードアイランド大学の癌予防研究センターのディレクターです．彼は 1983 年から行動変容の理論変換モデルの主任開発者です．

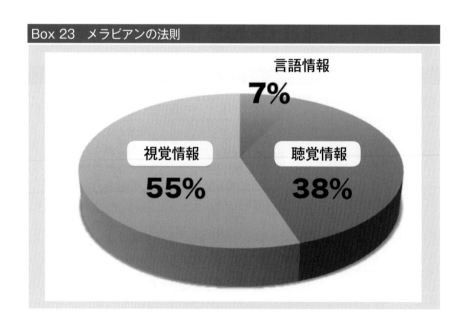

Box 23　メラビアンの法則

言語情報
7%

視覚情報
55%

聴覚情報
38%

Box 24　人が他人を受け入れるまでの4つの壁

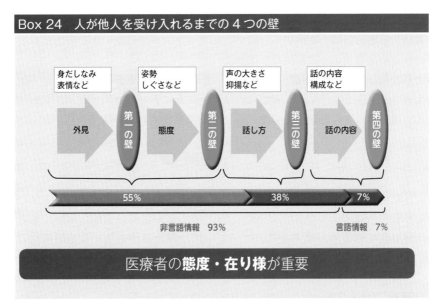

医療者の**態度・在り様**が重要

Box 25　行動変容の変化ステージモデル

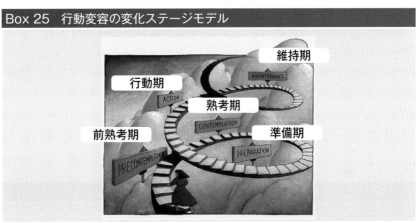

Box 26　行動変容の変化ステージモデル

● "禁煙する" ことについて

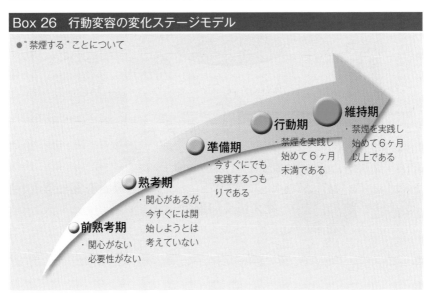

■ 心が変わると行動が変わる（Box 27）

　行動というのは，基本的には心が動いて行動が変わるのですから，心を重視しなければなりません．ともすると私たちは，行動に変化を及ぼしたくて行動を変えようと試みます．しかし実際に行動が変わるためには，その人の心が動く必要があります．

■ 提言

　心が動くことで行動が変わり，それが患者力につながると私たちは考えています．そしてそうした行動変容を患者さんがすることで私たちも，新たな学びを得るのです．

■ 臨床判断の3要素（Box 28）

　よくいわれる医療の EBM（Evidence-based Medicine）は，根拠，情報という外的情報だけではなく，患者さんの価値観や医療者の経験，スキルも重要とされています．そこに MAC の要素が加わることで，3つの要素を兼ね備えた EBMが質的に世の中で市民権を獲得できるのではないかと思います．その根底にある環境を整えること

ですので，先ほど述べたように，関係性が最大のアウトカムではないかと考えます．

■ エビデンス＋チーム医療＋α（Box 29，30）

　がんにおいてはエビデンスやチーム医療がこれまで重要であると叫ばれてきました．

■ 提言

　私たちはがん医療の第3の柱として患者力を唱えています．この患者力はがんだけでなく，がん以外の領域においても考えていまして，総合診療あるいは地域医療に従事する皆さんのご意見を踏まえて，がんに限らず患者力の重要性をディスカッションできたらと思っています．

■ 私たち PEP が目指すもの

　私たち PEP が目指していることを Box 31 に示します．学会活動以外に書籍の出版も大きな活動で，本書が今後の活動にヒントを与えてくれることを願っています．

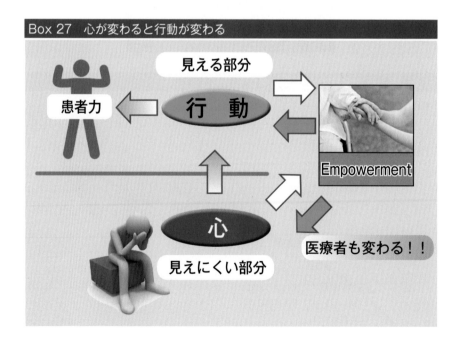

Box 27　心が変わると行動が変わる

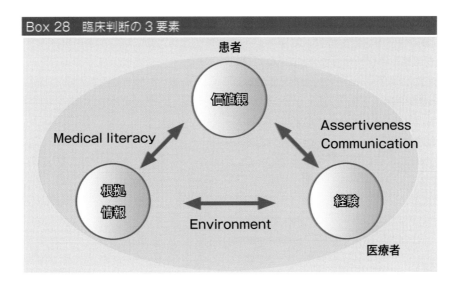

Box 28 臨床判断の 3 要素

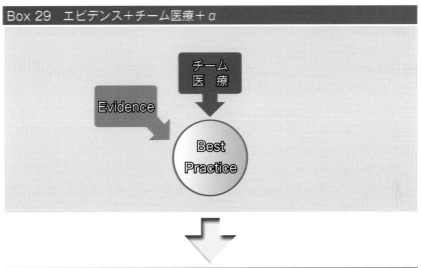

Box 29 エビデンス＋チーム医療＋α

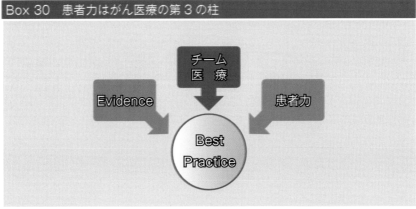

Box 30 患者力はがん医療の第 3 の柱

ジェネラリスト教育実践報告

1. リーダーシップ・トレーニング・フェローシップ 5 年間の実践報告

2. 沖縄県宮古島における COVID-19 感染症大流行時の医療危機を乗り
   越える主な方策

3. ICT を活用した地域医療 〜自宅を病床に，地域を病棟に〜

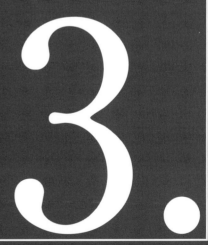

リーダーシップ・トレーニング・フェローシップ
5年間の実践報告
Report on the five years of the Leadership
Training Fellowship

栄原 智文
Tomofumi Sakaebara, MD, MMA

新松戸診療所
〒270-0034 千葉県松戸市新松戸4丁目2－2 エスエフ新松戸ビル1階
E-mail: t_sakaebara@yahoo.co.jp

Recommendations

・プライマリ・ケアの現場で指導医・管理者として活躍できる人材が求められている
・遠隔教育・SNSを活用した学習コミュニティ形成はプライマリ・ケア医の生涯教育につながる
・プライマリ・ケアを志す家庭医・総合診療医のキャリア形成に本フェローシップが貢献できることを探究していく

抄録

プライマリ・ケアを志す家庭医・総合診療医には，専門研修を修了した次のキャリアパスを模索している．教育診療所や臨床研修病院での指導医として，または医療施設の管理者として，現場をマネジメントするための知識とスキルを学びたいというニーズがある．国内ではそのニーズを満たすような教育プログラムを提供している機関はまだ少ない．
日本医療福祉生協連家庭医療学開発センター（Centre for Family Medicine development :CFMD）では2007年から遠隔教育を中心としたフェローシッププログラム Leadership Training Fellowship-distant(LTF-distant) を提供してきた．著者はフェローシップの修了生であり，2015年からはスタッフの一員としてフェローシップの運営に携わってきた．この5年間のLTF-distantの実践を紹介し，今後のプライマリ・ケアを担うリーダー人材の養成について提起したい．

Abstract

Family physicians and general practitioners who aspire after primary care are looking for their career path after residency. They want to learn the knowledge and skills to be able to better manage the field as a teaching physician in a teaching clinic or residency hospital and as an administrator in a healthcare facility. There are still not many institutions in Japan that offer educational programs to meet this need.

The Centre for Family Medicine development (CFMD) has been offering a fellowship program, Leadership Training Fellowship-distant (LTF-distant), focusing on distance learning since 2007. The author is a graduate of the fellowship and has been on staff since 2015 to help run the fellowship. I would like to introduce the practice of the LTF-distant over the past five years, and to raise the issue of the training of future leaders in primary care.

Keywords

指導医養成 (Faculty development), 家庭医療の理論的基盤 (theoretical foundations of family medicine), 教育設計 (instructional design), 医療の質改善 (quality improvement), 組織マネジメント (organizational management)

■ 指導医養成フェローシップの歩み

CFMD は 2007 年から遠隔教育を中心とした フェローシッププログラム LTF-distant を提供し てきた[1]. 参加者はフェローとして，1 年間にわ たりリーダーシップ・家庭医療教育・組織運営に 関する学びをすすめ，リーダーシップの涵養をは かる. 内容は以下の通りである.

1. 家庭医療の理論を実践に活かす方法を学び教 育・診療に生かす（家庭医療の理論的基盤）
2. フェローの家庭医療指導医としての能力開発 （教育設計）
3. フェローが所属する施設の医療の質向上（医 療の質改善）プロジェクトの実施
4. 診療所運営において，開業支援ではなく勤務 医の管理者（所長）として管理運営に必要な 知識を獲得し，実践する（組織マネジメント）

LTF-distant はこれまでに 4 期，計 31 名の修 了生を輩出した. 著者はフェロー 4 期生（2012 年 - 2013 年）として学んだ. 2015 年からは 4 期 の修了生 5 名（**Box 1**）を中心にフェローシップ

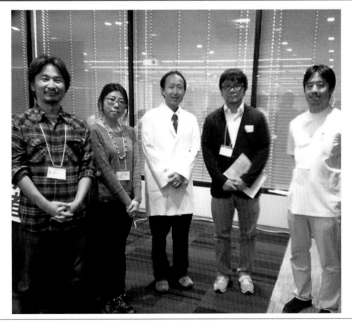

BOX 1　運営メンバー（左から小松亮，齋木啓子，関口由希公，遠井敬大，著者）

の運営を引き継ぎ[2]，2020 年までの 5 年間で計 25 名の修了生を輩出した．本稿ではフェローシップの実際と修了者アンケート調査から，LTF-distant の成果と今後の課題について述べる．

LTF-distant の教育方略

フェローの採用条件は日本プライマリ・ケア連合学会家庭医療専門医ないしそれと同等の能力と認められるもの，現場で指導医・管理者として診療所・病院運営に携わる者とした．北海道から沖縄県に至る全国各地の医療機関から参加申し込みがあり，SNS（Skype・Facebook・Dropbox）を活用した遠隔教育，年 4 回各 2 日間でスクーリングの形式をとった．

年間を通じて一同に会する機会が少ないため，反転授業としてフェローシップ開始前に研修領域のエッセンスをまとめた動画や参考資料の提供を行い，事前学習を促している．スケジュールは 4 月にキックオフとして各テーマの講義・ディスカッションを行い，6 月と 12 月に教育設計に基づいたワークショップをフェローが運営し，3 月に研修の成果として，自施設の経営戦略の発表（非公開），各領域のショーケースポートフォリオの発表（公開）を行い修了となる．研修期間は SNS を活用して，ワークショップの準備・打ち合わせを行い，各フェローの学習の進捗状況を共有している．以下，研修の具体的な内容について説明する．

1）インストラクショナル・デザイン （Instructional design：ID）

指導医として研修医やスタッフに効果的な教育を実践するために ID の意義を理解し，学習者が能動的に学ぶ授業を行うことができるようになることが目標である．ADDIE モデル，ガニエの 9 教授事象，ARCS モデルなど，ID に関する諸理論を活用する．教育コンテンツとしては家庭医療学の理論（例：患者中心の医療，家族ケア，行動変容）から選び，家庭医・総合診療医を目指す後期研修医や指導医を対象にしたワークショップを開催する．終了後には振り返りを行い，自己評価

と参加者・他のフェロー・指導医からのフィードバックを受け，ディスカッションを行う．

2）医療の質改善（Quality improvement：QI）

医療施設の質を改善する活動 QI に取り組む．職場の課題（例：待ち時間対策，誤嚥性肺炎，糖尿病診療）を抽出し，質改善の目標設定を行い，PDSA サイクルを実践する[3]．QI を実践するためのチームを組織し，活動が持続できようにするためにリーダーシップ・チームビルディングの理論を理解し，実践に生かす．毎月末に進捗を確認するために振り返りを行い，進捗を共有し，課題の解決方法についてディスカッションを行う．

3）組織マネジメント　経営戦略・経営分析

理論に基づいた組織マネジメントを行うために，経営戦略策定に必要な分析技法を修得する．Case Study を通して SWOT や VRIO など代表的な分析技法を用い，経営戦略を策定する能力を身に付ける．経営分析に関しては財務諸表（賃借対照表 PL，損益計算書 BS，キャッシュフロー計算書 CF）の基本的な構成を理解し，医療機関における平均値，財務分析の指標が答えられるようになること，自施設の財務諸表を用いて経営分析ができる，分析結果を事務長と議論できる．最終的には自施設の経営分析に基づいた戦略を発表することを目標とする．

4 フェローシップ修了者に対するアンケート調査結果

2019 年 12 月に 2015 ～ 2019 年度の修了生 19 名を対象にアンケート調査[4]を行い，15 名（男性 12 名・女性 3 名）から回答を得た．集計結果について一部紹介する．

修了生の現在の職場は診療所 8 名，病院（200 － 400 床）4 名，病院（400 床以上）2 名，大学 1 名であった．これまでに病院長，診療所長・副所長，総合診療部の部長・医長・チーフなど 11 名が管理職を経験した．

LTF-distant を知ったきっかけは，ホームページ・メーリングリスト・SNS などの情報源が 10 名，

LTF-distant 修了生からの紹介が 5 名であった．

修了時の研修領域の自己評価（5 点満点）は平均点で ID 3.8 点，QI 3.2 点，経営戦略・財務分析 2.6 点，リーダーシップ・チームビルディング 3.4 点であった．

LTF-distant がキャリアに与えた影響（著者要約）としては，ID 理論を系統的に学んだことが，経営や教育など様々な場面で生きている，財務諸表や経営を学ぶことで別の視点から地域を知ることができ視野が広がった，臨床への取り組み方が変わった，管理職として働くことに前向きになれ，不安が少なくなった，家庭医として働くことの自信，仲間作りになった．QI の取り組みがチームビルディングにも影響を与え，スタッフから信頼を得られたなどのコメントがあった．

今後取り上げて欲しいテーマとしては組織マネジメント，ビジネス理論，臨床研究，地域医療デザイン，地域包括ケアや地域ケア構想，コーチング，フィードバック方法，経営分析や戦略の応用，コミュニケーション理論などが挙げられた．

フェローシップの成果と課題

2018 年度から開始された新専門医制度で総合診療専門医が新たな専門領域として認定されたが，プライマリ・ケアを担う医師数は不足している．また家庭医療，総合診療の専門研修を修了した医師のキャリアパスはまだ整備途上であり，若手・中堅に位置するプライマリ・ケア医は日常業務に多忙であり，長期的な目標ややりがいを見失ってしまう懸念がある．

LTF-distant ではプライマリ・ケア領域の指導医養成のためのリソース提供と生涯学習のコミュニティ形成を支援してきた．フェローが新たな目標を持って学び，自施設以外の同期と経験を共有することで内省が生まれ，管理者・指導医としての成長が促進されると確信している．

修了者アンケート調査からは LTF-distant で学んだ ID・QI・組織マネジメントのノウハウが様々な場面で役にたっている評価を得られたと受け止めている．しかし修了後の年数はまだ浅く，フェローシップの長期的な成果については判明していない．臨床医が普段馴染みづらく，修了者の自己評価が低かった経営に関連する内容もブラッシュアップが必要と考える．

COVID-19 感染流行の影響で予定していた 2020 年度のフェローシップはスクーリングを実施でき

BOX 2 フェローシップの学習領域

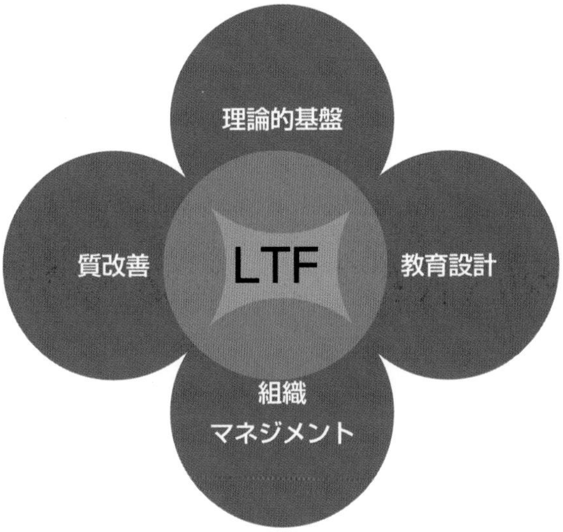

ず休止となった．情勢を見ながらカリキュラムの修正を行い，2021 年度からは完全オンライン開催で再始動している．フェロー世代のニーズを鑑みながら，LTF-distant の持続可能性を模索していきたい．

.

▎謝辞：

フェロー時代から現在に至るまで御指導頂いた藤沼康樹先生・西村真紀先生・喜瀬守人先生，アドバイスを頂いた高柳亮先生，斎藤裕之先生，伊藤裕通先生をはじめ，CFMD 指導医・事務局スタッフの皆さま，歴代フェロー修了生の皆さま，ワークショップ企画に参加して頂いた皆さま，5 年間共に運営してきた仲間（つきのわ会）に感謝の意を表します．

▎文献

1) リーダーシップ・トレーニング・フェローシップ・ディスタント CFMD Leadership Training Fellowship-distant HP(2020.4.11 閲覧) http://cfmd.jp/ フェローシップ一覧 /shidoui/
2) 医療経営コミュニティ TSUKINO WA KAI HP(2020.4.11 閲覧)https://tsukino-wa-kai.jimdofree.com/
3) 病院家庭医 新たな Speciality　佐藤健太　他 PDSA サイクル p42 − 46
4) Longitudinal study of the impact of the London Dares Fellowship Programs Years 1-8November 2017(2020.4.11 閲覧) https://www.lsbu.ac.uk/__data/assets/pdf_file/0007/122758/longitudinal-study-darzi-fellowship.pdf

本稿の一部要旨は第 7 回日本プライマリ・ケア連合学会学術大会（2016 年 6 月 12 日）でポスター発表した（関口由希公，他）

編集委員コメント

朝倉 健太郎

大福診療所

総合診療を牽引する仕掛け

　この10年，日本の総合診療を取り巻く状況は大きく変化した．決して手放しにはよろこべないが，未来に向け躍進し得る余地を残しているのだと，前向きに考えたい.

　総合診療医育成にあたってはすでに多くが議論されているが，ここでは2つの点を取り上げてみたい．第一に，個々の力量を高めるだけではなく，システムとしてのアプローチがより大きな効果を得られること，第二に，若手，中堅世代が，嬉々として高みを目指している状況こそが，この領域を牽引する大きな力になる，ということである.

　日本の総合診療は混迷期を脱するのにいささか時間を要したかもしれない．しかし，総合診療医としてニッチなアイデンティティ探しに奔走することよりも，幅広い視点を持ってシステムに取り組もうとする姿勢は，むしろ自然な帰結であるといえよう．患者や家族と幅広く包括的に関係性を築くことはもちろん，教育，横断的チームへの関わり，組織マネジメント，医療の質改善，地域へのアプローチ，まちづくり，災害など，あらゆる分野でその役割を存分に発揮しはじめている．激動の時代，ますますその役割とあり方が問われることになるだろうが，システムにはたらきかける総合診療医のニーズが消え去ることはない．そして，それらを系統的に学べる機会はまだまだ不十分なのである.

　総合診療医の専門教育，キャリア形成において過渡期である日本の現状においては，このような遠隔教育を中心としたフェローシップの意義は極めて大きい．総合診療医の多くは，絶好のフィールドを持ちながらも，特に若手，中堅医師にとって孤独で多忙が続くと，ときに方向性を見失い，燃え尽きてしまう．孤軍奮闘する彼らがつながり，気の許せる同士と日常の悩みを分かち合うことは不可欠である．さらに，学問としての理論的基盤や教育設計，質改善，組織マネジメントなど，多くが直面する壁に対して歩むべき道筋が照らされることは，暗中模索する若手・中堅医師たちにとってかけがえのない機会になるだろう．現場に持ち帰り，第二世代，第三世代にそのマインドを伝えていく中で更に学びを深めていく．まだまだ開拓不十分なプログラムが乱立する中，彼らが混じり合うことは，日本の総合診療底上げに欠かせない．何を隠そう，私自身もそのように学ばせていただいた一人である．感謝してもし切れない.

　夢のようなこの学びの連鎖が全国に行き渡るのは，それほど遠い話ではないのである.

文献
1) 前野哲弘，他．第5部 総合診療医が今後果たすべき役割に関する提言．総合診療が地域医療における専門性や他職種連携等に与える効果についての研究．厚生労働省行政推進調査事業費補助金事業．2018年.
2) Dr Mark Waters & David Wall (2007) Educational CPD: how UK GP trainers develop themselves as teachers, Medical Teacher, 29:6, e160-e169, DOI: 10.1080/01421590701482431

沖縄県宮古島における COVID-19 感染症大流行時の 医療危機を乗り越える主な方策

The main strategies for overcoming the medical crisis of the COVID-19 pandemic in the Miyako islands in Okinawa

本永英治[※]　　湧川朝雅　　滝井健人　　金澤三義　　砂川惇司　　照屋寛之

[※]沖縄県立宮古病院院長　総合診療科

Recommendations

- COVID-19 感染症流行期並びに大流行期（パンデミック）における離島中核病院における重要な対策に病院内各部署参加の感染症対策本部チームの協力体制構築[1]があげられる．
- 効率良い感染症病棟病床コントロールには，地域の医療機関による治療的連携パスのネットワーク構築と有機的運用は有用である[2]．
- COVID-19 感染症による医療崩壊・医療危機を乗り越えるには，災害医療の視点に準じた災害地方本部活性化[3]による地域全体を巻き込んだ活動は重要である．

抄録

　宮古島では 2021 年 1 月から 8 月までに COVID-19 感染症の第 3 波，第 4 波，第 5 波の大流行（パンデミック）があった．特に第 3 波では私たち沖縄県立宮古病院は医療崩壊寸前の危機を経験した．また第 5 波では患者発生人口 10 万あたり約 450 人という世界一に匹敵する患者発生があった．この経験から COVID-19 感染症大流行時の医療危機を乗り越える主な方策として，院内チーム医療協力体制構築[1]，地域医療機関による治療連携ネットワーク構築[2]，災害医療地方本部の活動活性化[3]を提案したい．

Highlight

In 2021, during the period from January to August, the 3rd surge, the 4th surge, and the 5th surge of the pandemic outbreak due to Covid-19 virus occurred in the Miyako islands. Especially when the 3rd surge of the pandemic outbreak occurred, the Miyako hospitals were overwhelmed. And when the 5th surge of pandemic outbreak occurred, Covid-19 infection developed patients were about 450 people per population ratio one hundred thousand in a week which was close to paralleling of the worst rates of anywhere in the world. Through these experiences, as the main methods of overcoming the medical crisis due to the Covid-19 pandemic outbreak, we will propose the following steps should be taken. We propose to organize a cooperation system of trusted medical teams which consist of each department staff of our hospitals, to organize a therapeutic cooperation network of local medical institutions, and to activate an action of local head office for medical disaster.

Key words

チーム医療，治療的パス地域連携システム，災害医療地方本部活性化

はじめに

現在 COVID-19 感染症デルタ株による世界的大流行の中で，患者の急増により全国各地で酸素を必要とする中等症患者が入院できないという事態が発生し，自宅待機を余儀なくされ，また自宅療養中の患者から死者も出るという事態も起こっている．さらには多くの COVID-19 感染症患者（以下コロナ患者）の受け入れ医療機関は予定手術・検査の延期，外来診療・救急医療制限などを行い一部医療崩壊も起きている．

沖縄県立宮古病院は人口約 5 万 4 千人の宮古島で唯一の感染症指定病院であり，救急医療，専門医療，周産期医療，精神医療，災害医療，がん診療などの政策医療も使命とする，宮古群島の中心的役割を担う離島地域支援病院である．宮古島内には当院の他，2 つの病院と 28 の開業医院がある．

人類は COVID-19 感染症に対する有効な予防策として mRNA ワクチン，DNA ワクチンをゲノム技術により開発しその高い有効率により集団免疫の獲得に乗り出し，また中和抗体カクテル療法の治療法も導入され徐々に COVID-19 感染症克服の光が見えだしている．

それらの予防対策や治療法が全国に行き渡るまでは COVID-19 感染症による死亡者をできる限り少なくするよう努力するのは医療従事者の責務といえる．

数多くある当院の COVID-19 感染症対策（Box1）の中で今回入院病床確保によるベッドコントロールの方法に焦点を絞り，当院の事例を紹介し考察する．

COVID-19 感染症第 3 波の経験と第 4 波での状況

宮古島は 2021 年 1 月から 2 月にかけてコロナ患者の爆発的増加，それも入院患者の 8 割が 65 歳以上の高齢者，また確保した 45 床が全て埋め尽くされ，重症人工呼吸器患者も複数名入院，さらには宮古島島内の複数高齢者施設（殆どが 90 歳近い超高齢者）がクラスターとなり，当院だけでは対応しきれないという緊急事態に追い込まれた．実際には 45 床は全て埋まり，新たに発生してくるコロナ患者は 4 人部屋に 5 人収容，1 人部屋に 2 人収容したりして対応，45 人収容の病棟に 54 人が入院するという事態になり，さらには一般病棟にまで COVID-19 感染症病床を広げ対応した．

しかしながら複数高齢者施設からの入院してくるコロナ患者にはこれ以上の対応が困難となり医療災害発生と判断し，外部への支援要請を行うことになった．実際には自衛隊看護師らの高齢者施設への派遣，県内外からの看護師の派遣，災害医療コーディネーター派遣，県コロナ対策本部からの DMAT ロジスティック医師派遣などの人的資源派遣 75 名のべ 479 名と物資を含めた数多くの支援のお陰で最大級の難を乗り越えることができた．

外的人的資源派遣により宮古コロナ対策地方本部（以下ミャーコロ本部）を活性化し，業務のフローを見直した．第 3 波までは，離島という感染制御の観点から自宅療養は基本なしという方針からコロナ患者は全例一時宮古病院に入院させた．軽症者も宮古病院経由のホテルへという流れがあった．業務の見直しにより第 3 波以降は，自宅療養スキームを確立し沖縄県コロナ本部がその管轄を行うことになり，軽症者入院も T 病院で入院加療するという地域医療連携が構築された．具体的には宮古病院コロナ患者が 15 名以上，ベクリルー治療中患者が 5 名を超えたら転院を検討し，ベクリルー治療終了後は T 病院へ転院という連携パスができた．さら本部に療養者収容ホテ

BOX 1	**沖縄県立宮古病院における COVID-19 感染症に対する対策と取組**　令和3年9月6日現在

院内ハード面の整備	院外ハード面の整備
1. 院内 PCR 検査体制の確立（検査機2器，1日200名対応 2. 院内感染対策物品の確保（手袋，マスク，ガウンなど） 3. 陰圧室（コロナ感染病棟6　ER1 ICU1　ミンティ5　精神科病棟8）計23設置 4. コロナ病室　フェーズ3B　24床　フェーズ4　40床　フェーズ5　47床（実績として61床） 5. ドライブスルー体制の確立➡身体障がい者駐車場屋根付き　2列体制化 **6. 院内コロナ対策本部設置** 7. 各部署（特に透析，Ⅲ婦人科，小内科，精神科など）の BCP 体制人員確保	1. 保健所 - 地区医師会　行政検査体制の役割分担　4クリニック　1病院 **2. 保健所内に宮古コロナ対策本部設置** 3. 重症コロナ患者のヘリ搬送体制の確立 4. 離島・多良間島のコロナ患者搬送体制の確立 5. ワクチン体制の確立 6. 飲み屋街への指導体制確立 7. 保健所による濃厚接触者の割り出しと検査体制，追跡調査体制の確立 **8. ホテル療養体制の確立（宮古病院 - 医師会）** **9. 自宅療養スキーム体制の確立（保健所 - 宮古病院）** 10. 地域住民への啓発活動（宮古島市，地区医師会，メディアとの協力体制） 11. 島外への支援体制の確立（沖縄県コロナ対策本部，沖縄県病院事業局） 12. 厚生労働省クラスター研究班，厚生労働省災害派遣チームとの連携 **13. T 病院との治療的連携パス運用（軽症患者や治療済み患者の転院）**

院内ソフト面の整備	院外ソフト面の整備
1. 院内 PCR 検査担当技師の確保（QuantStudio 3名➡6名　GeneXpert 16名） 2. コロナ病棟看護体制5対1確保　フェーズごとにシミュレーション 　フェーズ3A　患者15人　病棟スタッフのみ 　フェーズ3B　患者20人＋手術室・内視鏡検査室機能縮小　5東病棟縮小＋ICU4床をコロナ病床　HCU4床をICU化 　フェーズ4　患者36人＋基本的にフェーズ3Bと同様であるが患者増により 　フェーズ5　患者43人＋基本的にフェーズ3Bと同様であるが患者増により＋ICU4床をコロナ病床　HCU4床をICU化 3. コロナ入院患者担当医師2名ずつ1か月ローテート3組体制　コロナ入院患者が増えると総合診療医等の医師を導入　新患外来を制限 4. コロナ患者や発熱特殊外来の担当医師を確保　数名で日替わりローテート 5. ドライブスルー検査対応人員確保（医師，看護師，検査科，看護部事業部） 6. 各部署（特に透析，産婦人科，小児科，精神科など）などの BCP 体制人員確保 **7. 院内コロナ対策本部各部署長の参加（情報，院内ルールの共有化）** 8. すべての入院患者の COVID-19 スクリーニング PCR 検査体制の確保	1. 保健所―地区医師会　行政検査体制の役割分担　4クリニック　1病院　人員確保 **2. 宮古コロナ本部の運用　活動活性化** 3. 重症コロナ患者のヘリ搬送体制人員の確保（医師，看護師，MEなど） 4. 離島・多良間島コロナ患者搬送体制人員の確保（保健所，多良間村役場など） 5. ワクチン体制の人員確保（地区医師会など） 6. 飲み屋街への巡回見回り指導体制人員確保 7. ホテル療養の確保と患者の健康管理のための人員確保 8. 自宅療養患者の健康管理のための人員確保 9. 地域の老人施設への啓発活動とメディアを通しての行動変容の呼びかけ

ルの部屋の拡充（26 → 77）も整備された.

第4波もコロナ患者発生数は第3波とほぼ同様であったが，転院，ホテル療養，自宅療養スキームによりスムーズな患者振り分けができ当院の業務負担が減り医療逼迫さが軽減し，確保された45床は埋まらず20床前後で推移し予想通りの病床運営が出来た.

COVID-19 感染症流行期並びに大流行期（パンデミック）における対策

第3波の危機を乗り越えることができたのは外部からの人的資源による支援のお陰でもあったが，院内新型コロナ対策本部各部署所属長の信頼のある協力関係[1]と情報共有化が出来ていたからであった. そしてミャーコロ本部の活性化により地域医療連携治療的パスが構築できたことは，宮古島の医療機関全体の連携システムとしてCOVID-19 感染症に対抗していくという形が出来たことを意味し大変価値あることとなった.

ミャーコロ本部は外部からの外的人材資源の協力による活性化であったことがまだ不十分であることを示唆している. 今回令和3年7月中旬から8月にかけてCOVID-19 感染症デルタ株による世界一とも云える程（人口10万あたり約450名のコロナ患者発生）爆発的流行を迎えた. 第4波の時と同様の方法で対応し現在のところ病床不足という事態には追い込まれていなくこれまでの対策が功を奏している. しかしながら患者発生の急増や院内感染による医療逼迫の可能性はいつでもあり，宮古島内の医療機関を中心に自力で元来からあるミャーコロ本部を活性化し，COVID-19 感染症による医療崩壊・医療危機を乗り越えなければならない. それには，災害医療の視点に準じた災害地方本部活性化による地域全体を巻き込んだ活動は重要である.

現在, 元来ある新型コロナウィルス感染症対策宮古地方本部が開催され活動の活性化目的で新たな作業チームが結成された. 医療連携構築, 保健所支援, 情報共有の3つの課題が出され, 具体的な諸活動も活発化し情報共有のためにGoogle Driveが使用され情報共有の運用も開始されている.

まとめ

COVID-19 感染症による医療危機的状況は，重症患者の発生，院内感染者の増，高齢者患者の急増，複数の高齢者施設でのクラスター発生，市中感染の拡大による患者急増，非コロナ重症患者の増などにより引き起こされる. これらのことは予想されるために，危機的状況を回避するための方策を立てることは賢明なことである. 宮古病院新型コロナ感染対策本部チームは第3波の危機を乗り越え，チーム一丸となりCOVID-19 感染症流行期並びに大流行期（パンデミック）における重要な対策を考えてきた. 対策として，病院内各部署参加の感染症対策本部チームの信頼関係による協力体制構築[1]，地域の医療機関による治療的連携パスのネットワーク構築と効率的病床運用[2]，災害医療の視点に準じた災害地方本部活性化[3]による地域全体を巻き込んだ活動は特に重要であると考えられた.

参考文献

1）本永英治. 新型コロナ感染症との共存をどのように図るか. ケアの移行と統合の可能性を探る. ジェネラリスト教育コンソーシアム. Vol15, p204, カイ書林, 2020.

2）井深陽子. 新型コロナウイルス感染症をめぐる医療提供体制に関する一考察. ウィズ・コロナ時代の労働市場. 日本労働研究雑誌. 2021,April; No729,20-24.

3）奥田光崇, 亀山元信. 仙台市立病院における新型コロナウイルス感染症への対応. 全国自治体病院協議会雑誌. 2021,2; Vol 60,43-48.

編集委員コメント

徳田 安春

群星沖縄臨床研修センター
ジェネラリスト教育コンソーシアム会長

感染拡大の中でレジリエンス力を示した病院モデル

　パンデミックとなった新型コロナの大きな波が日本を何度も襲い，沖縄島や宮古島，石垣島にも大きな感染の波が来た．この間，危機管理能力を有する地域最前線病院に求められたのは，院内チーム医療を軸とする包括的な指揮命令系統システムの構築，専用ベッドの確保，感染対策の徹底に加えて，院内でのRT-PCR検査機器とその技術者確保，そして病院内外での協力連携クリニカルパスシステム等の構築，地域全体の協力体制の確立である．宮古島にはこれらを迅速に実現した病院がある．沖縄県立宮古病院だ．

　地域でのコロナ感染ケースが指数関数的に増加しているのに対して，医療の質を保持しながら，コロナ病床を迅速に増大させるのは困難を要する．災害級の緊急事態に対応して，病院が患者を受け入れて質を確保した医療を提供できる能力は病院レジリエンス力である[1]．今回の論文で記述されたように，沖縄県立宮古病院がそのモデルとしてふさわしい病院レジリエンスを発揮した．院内協力体制，地域連携パス，地域感染対策のそれぞれに対してもリーダーシップを示していた．

　コロナ診療は全身管理であり，全身の臓器を区別なく診ることができる医師が必要となる．しかし，新型コロナ診療は複雑系行為である．病態生理と症候学，治療学の知識を駆使して，全身管理を行わなければならない．総合系医師集団の割合の多い病院はレジリエンス力が強い．コロナ患者の病態は，肺だけでなく，腎，心，脳，消化管等にも起こり，多臓器管理の診療能力が要求される[2]．新型コロナを診るためのベッドを迅速に増やせるためには，普段から総合系医師を確保しておく必要もある．離島での地域医療ではもともとその確保への努力がなされていた．医療レジリエンス強化のためには，国全体として総合系医師を増やす仕組みも必要だ．米国コロナ入院診療の核は病院総合医であり，6万人以上いる．政府は，今後も十分にありえる医療危機に備え，総合系医師を増やすための政策もすばやく導入してほしい．さらに行うべき大切なことは，院内協力体制，地域連携パス，地域感染対策のそれぞれを包括的に統括できる総合系リーダー医師の養成だ．

文献

1) Ian J. Barbash, et al. Fostering Hospital Resilience - Lessons From COVID-19. JAMA. 2021;326(8):693-694. doi:10.1001/jama.2021.12484
2) Deepa Kumaraiah, et al. Innovative ICU Physician Care Models: Covid-19 Pandemic at NewYork-Presbyterian. NEJM. April 28, 2020.
https://catalyst.nejm.org/doi/full/10.1056/CAT.20.0158?tk=eo_7f79f000-09b6-4575-9694-f4aeb2a2d038_fZ7gXJKpNJb2QTz1Mj6mycNPIXyRLUegXqx8#

ICT を活用した地域医療
～自宅を病床に，地域を病棟に～
Community healthcare utilizing ICT

織田 良正
Yoshimasa Oda

社会医療法人 祐愛会織田病院 総合診療科
Department of General Medicine, Yuai-Kai Foundation & Oda Hospital

Recommendations

- ジェネラリストは高齢者の生活背景も熟知しており，在宅から病院まで，場面を問わず非常に重要な役割を果たす．
- 当院では入院中の治療だけでなく，在宅医療への支援を多職種協働で行っており，さらに現場ではICT（Information and Communication Technology）を積極的に活用している．
- ICT の活用には現場からのアイデアが必須であり，機器の開発から実用化まで，医療・介護現場を熟知したジェネラリストの果たす役割は大きい．

抄録：

　高齢者は複数の疾患を抱えており（multi-morbidity），さらには要介護の割合，認知症の割合がいずれも高く，疾患の治療だけでなく，治療後の生活支援が必須である．織田病院では，高齢患者の退院直後の不安定な時期に，入院中のケアが途切れることのないように多職種が協働して在宅医療への支援を行っている．その際に，ICT を積極的に活用し，「自宅を病床に，地域を病棟に」見立て，在宅でも質の高いケアを行うことができるように様々な取り組みを行ってきた．新型コロナウイルス感染症（COVID-19）の影響もあり，医療・介護現場でのICT の活用は急速に進み始めているが，ICT の活用には現場からのアイデアが必須であり，機器の開発から実用化まで，患者の医学的な要素だけでなく，生活背景も熟知したジェネラリストの果たす役割は大きい．

Highlight

Elderly people often have multiple diseases (multi-morbidity), and the percentage of patients who need both nursing care and dementia are high, so not only treatment of diseases but also post-treatment life support is essential. At Oda Hospital, multidisciplinary professionals are working together to provide home care support for elderly patients in the unstable period immediately after discharge from the hospital, so that care during hospitalization is not interrupted. In doing so, we have been actively utilizing ICT and have been making various efforts to provide high quality care at home by considering the home as a hospital bed and the community as a hospital ward. Due to the impact of COVID-19, the use of ICT in medical and nursing care settings has begun to progress rapidly, ideas from the field are indispensable for the use of ICT. Generalists, who know not only the medical elements but also the life background of patients, play an important role in all aspects of the development and practical application of ICT devices.

Keywords：

ICT（Information and Communication Technology），地域医療（Community healthcare），ジェネラリスト（Generalists）

はじめに

　当院のある鹿島市は佐賀県西南部に位置し，人口約3万人の市である．同市の東には有明海が広がり，西は多良岳山系に囲まれ自然豊かな環境で，城下町として県南西部地域の中心として栄えてきた．二次医療圏としては佐賀県南部医療圏に属しており，当院は地域の中核病院として二次救急医療を担い，病床数は一般急性期103床＋地域包括ケア病床8床と小規模ながら，年間3000名以上の新規入院患者を受け入れている．

　当医療圏の高齢化率は32.3%と全国平均を上回っており，後期高齢者の総人口に対する割合は16.7%にのぼる．さらに当院での85歳以上の救急搬送患者，新規入院患者は年々増加しており，当院の入院患者における85歳以上の割合は，2020年度は29.4%まで上昇した．85歳以上の患者は複数の疾患を抱えており（multi-morbidity），加えて要介護の割合，認知症の割合がいずれも高く，疾患の治療だけでなく，治療後の生活支援が必須である．患者の医学的な要素だけでなく，生活背景も熟知したジェネラリストは，在宅から病院まで，場面を問わず，非常に重要な役割を果たす．当院では常勤の2名，佐賀大学総合診療部から派遣された医師3名を加えた計5名が総合診療科に在籍しており，様々な場面で活躍している．

1）織田病院・連携センターの機能

　当院は地域の基幹病院として，地域の医療機関や介護・福祉施設などから多くの紹介患者を受け入れているが，その中で重要な役割を担っているのが2005年に開設した連携センターである．連携センターは院内外の連携窓口としての従来の地域医療連携室の機能に加え，医療ソーシャルワーカー（Medical Social Worker：MSW）および保健師が常駐することで入退院支援や相談援助も行っている．2006年には同センターに訪問看護ステーションを併設し，訪問看護師や保健師を配属した．さらに2015年には居宅介護支援事業所，訪問介護事業所，定期巡回・随時対応型訪問介護看護事業所を連携センター内に設置し，常に事業所間の情報共有や連携を図っている．

2）メディカル・ベースキャンプの概要

　入院した高齢者が自宅に退院した後，高齢者の独居世帯，老老介護の世帯においては，入院中のケアが途切れてしまい，退院後すぐに再入院となるケースも少なくない．そこで当院では，2015年9月から連携センター内に，退院直後の在宅医療支援を行うチームを結成した．同チームは，総合診療科の医師，訪問看護師，理学療法士，医療ソーシャルワーカー，ケアマネージャー，訪問介護士の多職種で構成され，「病院を基地（Base Camp）と見立て，基地である病院から地域へ訪問する」という意味を込めて「MBC（Medical Base Camp）」と名付けた．退院と同時に多職種が在宅医療への支援を行うことで，在宅でも入院治療から一貫した治療，ケアを行うことができるようになった．MBCは，具体的には「患者の状態悪化や再入院のリスクが高い退院直後の約2週間の期間を目安として，専従スタッフが自宅を訪問，病状管理やケアを継続する」ことを示し，MBCでの訪問サービスによる在宅サポートの後

は，かかりつけ医や在宅での介護サービス等に可能な限り引き継いでいる．（**Box1**）

3）メディカル・ベースキャンプでのICTの活用

当院では以前から，在宅の現場でもICTを積極的に活用してきた．当院でのデジタル技術の活用は，1997年の厚生省健康政策局からの情報通信機器を用いた診療に関する通知を受けて，1999年にテレビ電話（ISDN回線：Integrated Services Digital Network）での遠隔診療を開始したところまで遡る．当時は設置の手間やコストの面などから普及には至らなかったが，その後ICTの発達に伴い，2007年に在宅医療の現場で，院内電子カルテのデスクトップを仮想化した院外電子カルテの利用を開始した．さらに，2015年にはタブレット端末を用いた遠隔診療を本格的に開始した．MBCでもICTを積極的に活用し，「自宅を病床に，地域を病棟に」見立て，在宅でも質の高いケアを行うことができるように様々な取り組みを行っている 1)．以下に今までの当院におけるICTの活用について具体的に紹介する．

□ 訪問スタッフの動態管理システム

在宅医療支援チームの結成時から，当院に併設されている訪問看護ステーションに80inchの大型モニターを設置し，モニターの地図上に在宅患者宅をマッピングすると共に，訪問スタッフの使用するタブレット端末のGPS（Global Positioning System）を利用し，スタッフの位置情報を画面上でリアルタイムに把握できるようになっている．位置情報を「見える化」することで，業務の効率化や患者宅からの緊急連絡の際などの状況に応じた対応が可能となった．

□ 在宅見守りシステム

2016年10月からは株式会社オプティム社と共に，スマートデバイスとバイタルセンサーなどのICT機器を用いた在宅見守りシステムの実証実験を本格的に開始した．「在宅での生活をいかにサポートするか」にポイントを置き，高齢者でも安心してICTを利用できるように，様々な工夫をしている．スマートフォンやタブレット端末を使用した在宅患者とのコミュニケーションは，実際に使用してみると高齢者には使用が難しく，ま

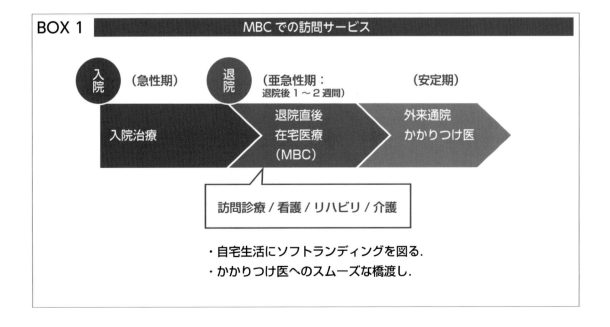

た音声も伝わりにくいなど様々な問題が挙がった．そこで高齢者が普段から慣れ親しんでいる自宅のテレビにビデオ通話システムを連携し，複雑な操作をすることなく，テレビ画面上で医師の顔を見ながらビデオ通話を行うことができるシステムを開発し，在宅での見守りに活用している．

□ 室温管理

　2018 年 7 月から特に高齢者の熱中症の早期発見，予防を目的に患者宅に温度センサーを設置し，室温管理にも取り組んでいる．患者宅の室温は前述の連携センター内の大型モニター上でモニタリングされ，一定の温度を超えた際には在宅患者に対してビデオ通話を行い，注意を呼び掛けている．なお，得られたデータをもとに，当院総合診療科，佐賀大学総合診療部が共同で 2 本の論文を発表した[2], [3]．

□ オンライン診療

　2020 年 4 月からは「新型コロナウイルスの感染拡大に際してのオンライン診療の時限的・特例的な取扱い」を受けて，一般外来診療だけでなく，訪問診療においてもオンライン診療を活用している．在宅の患者で COVID-19 対策のため，直接的な診療，看護をやむを得ず避けなければならない場合には，訪問看護で使用しているタブレット端末を貸し出しており，2020 年 4 月～2021 年 3 月までの 1 年間で 43 人の在宅患者にオンライン診療や様子観察を行った．2020 年度はCOVID-19 の影響で訪問看護の総件数は減少しているものの，在宅での終末期の患者の看取り件数は 2019 年度の 17 件から 2020 年度は 28 件と増加し，疾患は悪性腫瘍に限らず末期心不全など多様化している．

□ 在宅での生体情報モニター

　2021 年 10 月からパラマウントベッド株式会社で開発された IoT（Internet of Things）センサー（眠り SCAN®）を，訪問診療を受けている患者宅で使用することで，睡眠・覚醒，呼吸数，心拍数などの生体情報が院内の端末で一括して確認で

きるようになり，訪問看護ステーションにいながら，リアルタイムに在宅の患者の様子を把握することができるようになった．

■ 4）退院後に在宅療養支援を受けた事例

　新型コロナウイルス感染症（COVID-19）の影響もあり，医療・介護現場での ICT の活用が急速に進み始めている．これまでの在宅での患者の見守りだけでなく，終末期患者の看取りまで，その活用方法は広がりを見せており，ここで ICTを用いて在宅療養の支援から在宅での看取りまでを行った実例を紹介する．

　患者は独居の 90 代の女性で，心不全で以前より入退院を繰り返していた．心不全増悪の度に入院治療を行い，退院後は訪問診療，訪問看護で在宅支援を行うことで何とか自宅へ退院していたが，入院の度に心不全治療薬に対する反応は低下していた．2021 年 1 月に心不全が再増悪し緊急入院となったが，入院後も治療薬に対する反応はなく心不全の終末期の状態で生命予後は短いと判断した．家族は県外在住であり，入院期間中は面会が困難な状況であった．患者自身の「最期は自宅で過ごしたい」という思いは強く，終末期の方針について十分に家族と協議した上で，タブレット端末での見守り，生体情報モニターを使用し，自宅で緩和ケアを行う方針とした．

　訪問看護師からの情報に加えて，タブレット端末で下肢の浮腫や頚静脈怒張の有無，尿量，そして患者の表情などを確認することができた．さらに，生体情報モニターからは呼吸回数，心拍数，睡眠状態の情報が得られ，患者の状態を病院に入院しているときに近い形で把握することが可能であった．（**Box 2**）訪問診療の予定ではない日も，得られた生体情報をもとに遠隔診療という形で薬剤調整などを行うことができた．最終的には自宅退院 18 日目に息を引き取られたが，最期に家族と過ごす時間を得られ，家族の満足度は非常に高かった．

■ 5）医療・介護分野におけるデジタル化

　COVID-19 を契機として，ICT を積極的に活用

した新たな生活様式が様々な分野で模索されている．例えば遠隔医療に関しては世界的に市場規模が急速に拡大しており，既に海外では国境を越えた遠隔医療サービスの提供も本格化している[4]．ICT を活用した遠隔モニタリングは，高齢者の慢性疾患管理に有効であり死亡率や入院率を低下させる効果があるとの報告も出ている[5]．2020 年 7 月に閣議決定された「経済財政運営と改革の基本方針 2020」の中で，国の方針として医療・介護分野での AI の活用やデータのデジタル化の推進を図ると明言されており[6]，医療・介護現場のデジタル化は今後進んでいくと考えられる．

さいごに

より厳しさを増す地域医療・介護の現場において，ICT の活用は大きな武器となる．ICT の活用には現場からのアイデアが必須であり，当院での取り組みにはすべて総合診療科の医師が関わっている．機器の開発から実用化まで，医療・介護現場を熟知したジェネラリストの果たす役割は大きい．また当院では毎年，医学生，研修医が ICT を活用した地域医療・介護の現場を実習，研修しており，この中からいつの日か未来の地域医療を担うジェネラリストが生まれればこの上ない喜びである．

文献

1）織田良正．ICT 活用で病院から在宅患者を見守る．週刊医学界新聞　2020；第 3377 号：P4.

2）山下駿，織田良正，神代修，他．Internet of Things(IoT) を用いた室温介入調査．日本遠隔医療学会雑誌 2020；16(1)：2-6.

3）山下駿，多胡雅毅，織田良正，他．高齢者の熱中症が室内で発症し得る室温の IoT を用いた観察研究．日本生気象学会雑誌　2020；57(2)：95-99.

4）横内瑛，高橋麻理恵，池田真紀．医療・介護現場のデジタル化．https://warp.da.ndl.go.jp/info:ndljp/pid/11001185/www.nri.com/~/media/PDF/jp/opinion/teiki/chitekishisan/cs201710/cs20171003.pdf，知的資産創造 2017；10：12-33.

5）Soe Ye Yint Tun, Samaneh Madanian, Farhaan Mirza. Internet of things (IoT) applications for elderly care: a refective review. Aging Clin Exp Res 2021；33：855-867

6）内閣府（2020）．「経済財政運営と改革の基本方針 2020 ～危機の克服，そして新しい未来へ～」（骨太方針 2020）．https://www5.cao.go.jp/keizai-shimon/kaigi/cabinet/2020/decision0717.html, 2021-09-09

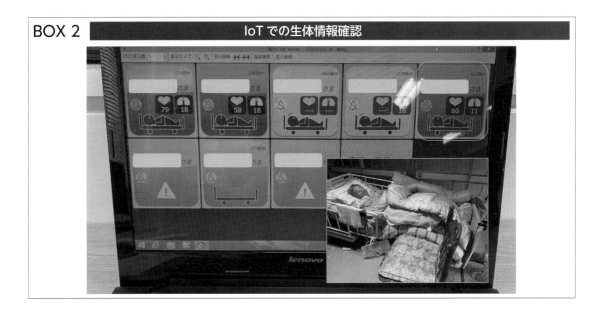

BOX 2　IoT での生体情報確認

編集委員コメント

和足 孝之

島根大学医学部附属病院　総合診療医センター

Medical Base Camp という New normal

　遠隔医療の有用性と有効性は海外諸国から多数のエビデンスがあったにも関わらず[1]，我が国ではこれまで体制的そして法的整に整備困難とされて遅れをとっていた．奇しくも遠隔医療の波が2020年4月以降に急速に進んできたと感じるのは読者の皆様も頷くところであろう．良くも悪くもその大きな推進力となったのはCOVID-19パンデミックによる外圧であったのは間違いない．

　今振り返ると，私は本論文の執筆者が所属する2019年10月に織田病院に当たらしい取り組みを学びに訪問させて頂いた事がある．その時に受けた衝撃は極めて大きいものであった．今でも2つの事を明確に思い出すことができる．

　1つ目は，Video通話を用いた遠隔診療を確立させていたことである．今でこそZOOMやWebExを用いたVideo通話などは患者や患者家族の中でも当たり前のように実施されているが，織田良正氏等がリーダシップを発揮する織田病院では圧倒的に早く遠隔医療を導入していた．また夏季に多い高齢者の脱水予防の室温モニター，在宅見守りモニタリングなどの日本で類をみないシステムの構築や，病院本部に構えた大型のモニターから映し出される患者一人一人のケア情報の管理の様子は，まるで近未来の総司令部の如くであった．本論文でも紹介されているMedical Base Campは，患者の状態や社会生活環境までを含めてケアを提供するために，「自宅を病床として利用する」という当時極めて新しいコンセプトであったと思う．

　次に，筆者が興奮したのは，呼吸数，体温，睡眠状況，離床状況，血圧，脈拍数，SpO_2などのVital signsに含まれる重要な情報が完全に自動で収集されリアルタイムで評価することが出来ていたことである．英国のNational Early Warning Score(NEWS)は我が国の集中治療領域で頻用されている予想スコアであるが，これらの重要情報が全てベッドに寝ているだけで評価可能な時代に入った事に耐え難い興奮を覚えた[2]．そして，2年を経た現在においてCOVID-19感染患者の療養や遠隔診療で現在において鍵を握るシステムとなってきていたのかもしれない．米国の先行研究でも，遠隔診療とバイタルサイン・症状のモニタリングを組み合わせることで，急激に重症化する患者を早期に発見できることが報告されている．症状の悪化は特に本人に気づきにくい低酸素血症や低血圧から始まることが多いためである[3]．

　上記のように，織田氏がタイトルで述べる「 ICTを活用した地域医療 ～自宅を病床に，地域を病棟に～」というコンセプトは，ようやく今の時代が追いついてきたと言える．そして今後当たり前のようになっていくだろう．その意味で，在宅ケアから急性期病棟ケアまでを担う総合診療医にとってPost-COVID-19の時代にはICTを有効活用した遠隔診療のシステムづくりとスキルは必須になるだろう[4]．

文献

1) Jenkins J, Oyama O. Telemedicine: The art of innovative technology in family medicine. Int J Psychiatry Med. 2020 Sep;55(5):341-348. doi: 10.1177/0091217420951038. PMID: 32883143.

2) Ye C, Wang O, Liu M, et al. A Real-Time Early Warning System for Monitoring Inpatient Mortality Risk: Prospective Study Using Electronic Medical Record Data. J Med Internet Res. 2019;21(7):e13719. Published 2019 Jul 5. doi:10.2196/13719

3) Crane SJ, Ganesh R, Post JA, Jacobson NA. Telemedicine Consultations and Follow-up of Patients With COVID-19. Mayo Clin Proc. 2020 Sep;95(9S):S33-S34. doi: 10.1016/j.mayocp.2020.06.051.

4) Watari T, Shikino K, Shibata A, Takahashi H, Sakamoto S. Post-COVID-19: Designing the new normal in general medicine. J Gen Fam Med. 2020 Jul 29;21(6):290-291. doi: 10.1002/jgf2.362. PMID: 33304732; PMCID: PMC7689233.

Special Lecture

4.

COVID-19 パンデミックは私たちの医療に何を
もたらしたか？
—社会の持続可能性と健康格差の観点から

小泉 俊三

Choosing Wisely Japan 代表

要旨：

　パンデミックに直面する中で Choosing Wisely キャンペーンの核心について考察した．国連が進める「持続可能な開発目標（Sustainable Development Goals; SDGs）」の時代背景とともに，「過剰診断防止国際会議」（Preventing Overdiagnosis Conference）の「アスタナ宣言」に対する声明および医療の質・安全領域の世界的リーダーである D. バーウィック博士の Moral Determinants of Health 概念を紹介し，人類社会の持続可能性と健康格差に対する医療プロフェッションの倫理的責任が問われていることを示した．

Highlight

How COVID-19 Pandemic Impacted Our Health Care ?： From the Viewpoint of Global Sustainability and Health Disparity

Facing the pandemic of COVID-19, the lecturer has contemplated on the core aim of the Choosing Wisely campaign. Referring to the "Sustainable Development Goals" (SDGs) by the United Nations, the statement by the Preventing Overdiagnosis Conference 2018 on the "Declaration of Astana" and the concept of the "Moral Determinants of Health" championed by Dr. Donald Berwick, a world leader in the field of quality and safety in healthcare, the lecturer argued that the moral responsibility of medical profession on the issue of global sustainability and health disparity should be addressed.

講演：

本日は，新型コロナ禍のド，社会の持続可能性と健康格差の観点から Choosing Wisely キャンペーンのあり方について日頃考えていることの一端をお話ししたいと思います．

▌COVID-19 パンデミックでの気づき

　今まさに私たちの社会は COVID-19 という悪疫の渦中にあります．日々，この「疫病」の動向がマスコミを通じて報告されていますが，世界中で多くの方々が感染し亡くなっています．COVID-19 パンデミックでの私の気づきを挙げてみました（**Box 1**）．

(1) 受診控え：2020 年度の Choosing Wisely Japan 活動報告でも触れましたように，一般の方の多くが病院受診を控えました．この現象はいろいろな意味で示唆に富むと思っています．病院に行くとコロナにうつるのが怖いので受診を控えるという行動が社会全体に広がる，こういうことが実際に起るということ，これは大きな気づきでした．

(2) 医療崩壊：もう一つは，コロナの診療で医療現場が逼迫したことから医療崩壊が叫ばれています．最近のデルタ株により急速に感染者が増えて，特に大都会では医療の崩壊が始まっている，と喧伝されています．これは，パンデミックですから起こりうることですが，日本の場合，何が本当の要因なのか，よく分からないところが少なくありません．．

(3) 医療機関の経営破綻：これはあまり予測されなかったことですが，新型コロナ患者の診療を積極的にする，しないにかかわらず，多くの医療機関が経営面で破綻に瀕し，いろいろな形の補助金頼みに陥っている．これは患者さんの受診控えと関連していると思われますが，通常の診療が減るだけで直ちに経営破綻に陥るというのは一つの驚きでした．

(4) ワクチンの開発：これはプラス面のことですが，1 年前後で新しいアイディアに基づくメッセンジャー RNA（mRNA）ワクチンが開発され，実際，世界中でワクチン接種が行われたことも驚きです．これは科学技術の進歩の証左といってよいと思いますし，治療薬も開発されつつあります．その一方で，科学的に有効性は疑いようがないワクチンを打ちたくないという人が意外と多いことには考えさせられてしまいました．

(5) 社会システムの脆弱性：ワクチン接種が始まった頃は何とかトンネルの先が見えたと感じましたが，デルタ株の蔓延でトンネルの先がまた見えにくくなってしまいました．このような状況下で人々が政府の度重なる緊急事態宣言や"3 密"回避要請などでコロナ疲れに陥っていることも懸念されます．また，医療機関の逼迫だけでなく，広く社会システム全般の脆弱性が白日の下に晒されています．国によって弱点は異なりますが，日本では日本のシステムの弱点が可視化されてしまったともいえます．

　このような現状ですが，コロナ以外の診療も影響を受けています．米国の例ですが，**Box 2** は COVID-19 陽性者数と救急外来受診患者数が反比例していること，**Box 3** は院外の心肺停止例の増

BOX 1　　**COVID-19：悪疫の渦中で**

- ・疾患として：感染者数，病状，死亡者数
- ・「疫病」への恐れ：人々の「受診控え」
- ・医療システムへの負荷：逼迫，崩壊
- ・医療機関の経営破綻：通常診療の先送り
- ・ワクチン／治療薬：m-RNA ワクチン，他
- ・ワクチン副反応への不安／ワクチン忌避
- ・変異株（デルタ株他）：感染力，後遺症
- ・人々の意識："3 密"回避と「コロナ疲れ」
- ・社会システムの脆弱性：防疫，経済活動

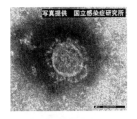
写真提供　国立感染症研究所

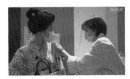

加と小児のワクチン接種件数の激減を示しています．がん検診も一時期ほとんど止まりました（Box 4）．日本も同様で対がん協会が危惧を表明しています．Box 5 は全国自治体病院協議会によるCOVID-19 下の病院経営データです．通常の病院経営では考えられない規模の赤字を出しており，補助金なしには立ちいかなくなっています．

2020 年度の活動

このような困難な状況の中でしたが，Choosing Wisely Japan では，2020 年度，Box 6 に示すように，1）メーリングリストを通じた新着情報の提供，2）学会発表，3）論文投稿，4）臨床医学系専門学会宛アンケート調査，5）日本プライマリ・ケア連合学会の「リスト」策定への協力などの活動に取り組みました．

人類社会の Sustainability（持続可能性）と国際連合の「SDG s」：

Sustainability という言葉は，最近はＴＶのコ

マーシャルにも使われ，Box 7 のロゴを見かけるようになりました．これは，2015 年，国連総会で決議された「持続可能な開発目標（Sustainable Development Goals; SDG）」のロゴです．17 の領域において，2030 年までに，より良い人類社会を実現するために達成すべき目標として，170 項目に近いゴールが設定されています．この国連プロジェクトはさまざまの領域で注目を集めていますが，このうち医療関係は 3 番目「すべての人に健康と福祉を（Good Health and Well Being）」です．すこし中身を見てみましょう．Box 8 に日本語訳を示します．11 項目ありますが，そのうち最初の 3 つ（3.1 ～ 3.3）はいわゆる途上国（最近は「低・中所得国」とも呼ばれます）での周産期の死亡やエイズ，結核，マラリアを減らすことについて期限と数値目標を挙げています．4 番目と 5 番目には，感染症以外の疾病を 1/3 減らすこと，麻薬や薬物乱用，アルコールにも対応しようということが挙げられています．これらについては年限も目標も書かれていませんが，数値化する

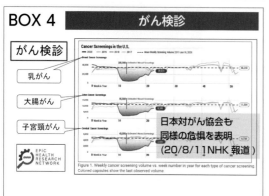

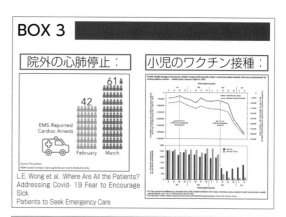

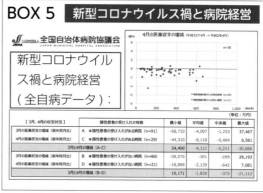

のが難しいためかと思います．6〜9番目も同様です．交通事故については2020年までに死亡やけがを1/2にするという目標ですが，もう期限が過ぎていますのでデータが出てくるころだと思います．日本では，20〜30年前と比べると交通事故，特に交通事故死は1/2〜1/3くらい減少しているので，努力すれば多くの国で達成可能でしょう．さらに生殖関連の教育（3.7），プライマリ・

ケアの普及（3.8），そして有害物質や大気汚染による死亡や病気を減らすこと（3.9）が挙げられています．この3.8の日本語訳はユニセフ（国際連合児童基金）のサイトからですが，たいへんわかりやすく書かれています．ユニバーサル・ヘルス・カバレッジという概念があります．これをなんとか翻訳しようとすると，日本が達成した「国民皆保険」に近いのですが，正確には，保険でな

BOX 6   **Choosing Wisely Japan:**

昨年の総会以降 1

- **活動1：メーリングリストを通じた新着情報の提供（会員相互）**
- **活動2：学会発表**
  - 第23回日本医薬品情報学会にポスター演題申込み：
  - 演題名「米国版 Choosing Wisely における抗菌薬の過剰使用を手控える推奨」
  - 第54回日本薬剤師会学術大会で特別講演予定：
  - 演題名「過剰な医療行為・薬物療法を考える—Choosing Wisely の活動から—」
- **活動3：論文投稿**
  - 厚生労働省研究班の研究活動として実施した「新型コロナウイルスパンデミック時代における医療機関の利用実態調査（Webベース横断調査）」の解析結果を2編の英文原著論文として投稿中
- **活動4：臨床医学系専門学会宛アンケート調査**
  - Minds（日本医療機能評価機構）との連携で，過剰医療や Choosing Wisely に関する各学会の認識・対応策ついてのアンケート調査を準備中
- **活動5：プライマリ・ケア連合学会の「リスト」策定への協力**
  - 現在，同学会内にワーキンググループが立ち上がり，修正デルファイ法を用いて「リスト」を策定すべく検討が進んでいる．

BOX 7   **Sustainable Development Goals:**

2030 年に向けて世界が合意した「持続可能な開発目標」

 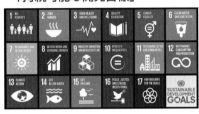

BOX 8   **Sustainable Development Goals:2030 年に向けて世界が合意した「持続可能な開発目標」**

- **3.1** 2030年までに，赤ちゃんがおなかの中にいるときや，お産のときに，命を失ってしまうお母さんを，2030年までに，産まれる赤ちゃん10万人あたり70人未満まで減らす．
- **3.2** すべての国で，生まれて28日以内に命を失う赤ちゃんの数を1000人あたり12人以下まで，5さいまでに命を失う子どもの数を1000人あたり25人以下まで減らし，2030年までに，赤ちゃんやおさない子どもが，予防できる原因で命を失うことがないようにする．
- **3.3** 2030年までに，エイズ，結核，マラリアや，これまで見放されてきた熱帯病などの伝染病をなくす．また，肝炎や，汚れた水が原因で起こる病気などへの対策をすすめる．
- **3.4** 2030年までに，予防や治療をすすめ，感染症以外の病気で人々が早く命を失う割合を3分の1減らす．心の健康への対策や福祉もすすめる．
- **3.5** 麻薬を含む薬物やアルコールなどの乱用を防ぎ，治療をすすめる．
- **3.6** 2020年までに，交通事故による死亡やけがを半分にまで減らす．
- **3.7** 2030年までに，すべての人が，性や子どもを産むことに関して，保健サービスや教育を受け，情報を得られるようにする．国はこれらを国の計画のなかに入れてすすめる．
- **3.8** すべての人が，お金の心配をすることなく基礎的な保健サービスを受け，値段が安く，かつ質の高い薬を手に入れ，予防接種を受けられるようにする（ユニーバサル・ヘルス・カバレッジ）．
- **3.9** 2030年までに，有害な化学物質や，大気・水・土壌の汚染が原因で起こる死亡や病気を大きく減らす．
- **3.a** すべての国で，たばこを規制する条約で決められたことが実施されるよう，必要に応じて取り組みを強める．
- **3.b** 主に開発途上国で大きな影響をおよぼす病気に対するワクチンや薬の開発を助ける．また，国際的な約束や宣言にしたがって，安い値段で薬やワクチンを開発途上国にも届けられるようにする．
- **3.c** 開発途上国，特に，最も開発が遅れている国や島国で，保健に関わる予算と，保健サービスに関わる職員の数や能力，その人たちへの研修を大きく増やす．
- **3.d** すべての国，特に開発途上国において，その国や世界で健康をおびやかす危険な状態が発生したときに，それにすばやく気づいて知らせ，危険な状態を減らしたり，対応したりする力を強める．

く多くの人に質の高い医療を提供するという意味で，予防接種や必要な薬剤が利用できることも含まれるので，長いカタカナ言葉ですが，「ユニバーサル・ヘルス・カバレッジ」のままになっています．

「過剰診断防止国際会議」の「アスタナ宣言」に対する声明

　Choosing Wisely キャンペーンの姉妹団体ともいえる「過剰診断防止国際会議」（Preventing Overdiagnosis Conference）は，2013 年以来，年 1 回開催されてきましたが，2018 年，第 6 回会議で採択された声明文がホームページに載っています．この声明文には，Box 9 にあるように，「アスタナ宣言」の中で，過剰診断，過剰治療についてのコメントがないことはたいへん残念であると書かれています．「アスタナ宣言」というのは，プライマリ・ケア領域で注目されている重要な宣言文です．ちょうど 40 年前，プライマリヘルスケアに関する「アルマアタ宣言」というのがあったのをご記憶かと思いますが，「2000 年までにす

べての人に健康を」ということでプライマリヘルスケアの重要性を説いた宣言でした．その 40 周年を記念して，これから先も世界中の人々にプライマリヘルスケアを保証するためにどういうことをすべきかを，再度，明らかにすべく「アスタナ宣言」が発出されたのです．この宣言は，国連の SDGs ともリンクしていますが，その宣言の中で，過剰診断，過剰治療への言及がないのは問題ではないかという意見が「過剰診断防止国際会議」の場で表明されたようです．この声明では，過剰診断，過剰治療には，直接，人々に害を与える危険性があるだけでなく，sustainability という考え方に相反しているとして，「過剰診療と過少診療の双子の問題」との表現で，医療の持続可能性と健康格差解消のためには，この 2 つをしっかり考えなくてはならないことを指摘しています．

Choosing Wisely キャンペーンの核心

　「Choosing Wisely」という言葉が最初に出てきたのは，2011 年，ABIM（米国内科専門医認定

BOX 9　「アスタナ宣言」に対する声明（第 6 回過剰診断防止国際会議で採択）

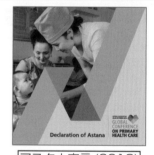

· This conference regrets the fact that the draft **Astana Declaration on Primary Health Care 2018** (From Alma-Ata towards Universal Health Coverage and the Sustainable Development Goals) makes no reference to the public health and clinical challenges of overdiagnosis and overtreatment.
· These challenges include direct harms to patients and citizens, misallocation of resources, and, over the longer term, they threaten the **sustainability** of universal healthcare systems and so undermine global health. **Sustainable** health systems must explicitly manage the twin problems of underuse and overuse.

アスタナ宣言 (2018)

BOX 10

2011 ABIM FOUNDATION FORUM　　ABIM財団フォーラム2011

Choosing Wisely:
The Responsibility of
Physicians, Patients and
the Health Care
Community in Building
a Sustainable System

Tim Lynch, JD and Daniel Wolfson, MHSA

賢明な選択：
持続可能なシステムを構築するための
医師、患者、医療界の責務

Thank you to the ABIM Foundation 2011
Forum Planning Committee

Glenn Hackbarth, Chair
Richard Baron
Christine Cassel
Deborah Leff
Wendy Levinson
Catherine Lucey
Elizabeth McGlynn
David Reuben
Donald Wesson

機構）財団主催のフォーラムでした（**Box 10**）．このフォーラムのテーマが「賢明な選択：持続可能なシステムを構築するための医師，患者，医療界の責務（Choosing Wisely: The Responsibility of Physicians, Patients and the Health Care Community in Building a Sustainable System）」で，キーワードは Sustainable でした．私は Choosing Wisely キャンペーンの核心は sustainability にあると思っています．

医療の無駄と Moral Determinants of Health について

医療の無駄について語るときしばしば示されるのが **Box 11** です．この論文の著者，バーウィック博士* は，医療の無駄にはいろいろあるが，その大きな要因の1つが過剰医療であると述べてい

ます．2020 年度 Choosing Wisely Japan 総会のあと，同年 10 月に Choosing Wisely International が開催されました．その概要は Choosing Wisely Japan の Newsletter No.5 で紹介しましたが，その中でバーウィック先生の講演についても触れています（**Box 12**）．参考までに，Choosing Wisely International は今年（2021 年）5 月にも開催されました．このときは，行動経済学のデイビッド・アッシュ先生のお話を紹介しました．偶然ですが，続く 6 月に「国際医療の質安全フォーラム 2021- ヨーロッパ」でバーウィック博士の Key Note Lecture がありました（**Box 13**）．テーマは，やはり，The Moral Determinants of Health でした．Social Determinants of Health という言葉が

---

* 医療費の無駄遣い，という観点から強い警鐘を鳴らしておられるドナルド・バーウィック博士は，医療の質・安全領域における世界的リーダーです．オバマ政権で医療政策の要職であるメディケア・メディケイドサービスセンター長も務められましたが，今でも IHI（医療の質向上研究所）の名誉所長として活躍されています．2012 年に，JAMA 誌に発表された「米国における医療の無駄をなくす（Eliminating Waste in US Health Care）」という論考は，過剰医療についての議論における基本文献となっています．

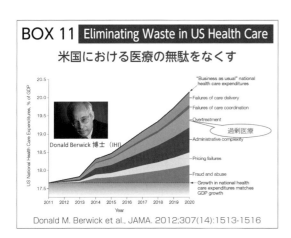

BOX 11 Eliminating Waste in US Health Care
米国における医療の無駄をなくす
Donald M. Berwick et al., JAMA. 2012;307(14):1513-1516

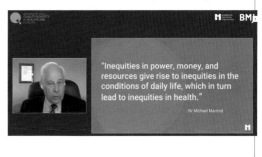

BOX 12 Choosing Wisely Japan: 昨年の総会以降 2
BOX 13 国際医療の質安全フォーラム 2021- ヨーロッパ（2021・6）

よく使われますが，バーウィック博士によると，それは社会の成員のモラルの問題であり，人々の健康についても社会全体の倫理感が問われているとのことでした．Box 14 に示すように，ニューヨークの場合，裕福な人が住んでいるマンハッタン地区と貧困層の人が住んでいるブロンクス地区では，地下鉄の駅の数で言えば 10 もないのに，そこに住んでいる人たちの平均寿命が 10 年以上も違う．医療の介入によって寿命を延ばせるとしても高々数か月〜数週間で，住むところが違うだけでこれだけ寿命が異なるのはたいへん大きな問題であることを強調されました．この論文は 2020 年の JAMA に The Moral Determinants of Health というタイトルで掲載されています．また，ほぼ同じ内容の講演は，シンシナチ小児病院のサイトで視聴可能です．

　Box 15 は，よく引用される図です．人々の健康を決定するのは，医療だけでなくほかの要因が大きいということを示しています．最近はこの「健康の社会的決定要因（SDH: Social Determinants of Health ）」という視点が各方面で注目されています．

過少医療のエビデンス

　次に過少医療のエビデンスを見てみましょう．高血圧に関しても米国とタンザニアでは事情は大

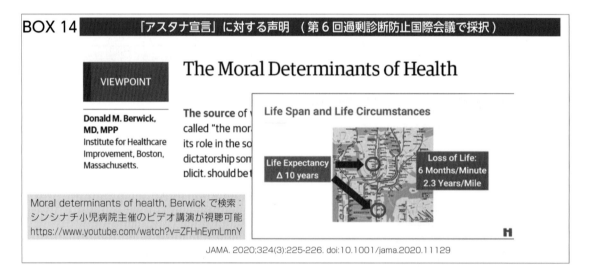

BOX 14 　「アスタナ宣言」に対する声明 （第 6 回過剰診断防止国際会議で採択）

The Moral Determinants of Health

VIEWPOINT

Donald M. Berwick, MD, MPP
Institute for Healthcare Improvement, Boston, Massachusetts.

The source of ... called "the mor... its role in the so... dictatorship som... plicit, should be t...

Life Span and Life Circumstances

Life Expectancy Δ 10 years

Loss of Life: 6 Months/Minute 2.3 Years/Mile

Moral determinants of health, Berwick で検索：
シンシナチ小児病院主催のビデオ講演が視聴可能
https://www.youtube.com/watch?v=ZFHnEymLmnY

JAMA. 2020;324(3):225-226. doi:10.1001/jama.2020.11129

BOX 15 　Social Determinant of Health

健康の社会的決定要因

Institute for FUTURES STUDIES

General socio-economic, cultural and environmental conditions

Social and community networks

Individual Lifestlye Factors

Living & working conditions

Work environment

Unemployment

Water & sanitation

Education

Age, sex & hereditary factors

Health care services

Agriculture and food Production

Housing

Social Model of Health (Dahlgren & Whitehead, 1991)

きく異なります．タンザニアでは，高血圧である
ことを自覚している人も実際に薬を飲んでいる
人，血圧がコントロールされている人も少ないの
です．その理由も，医療システムが整っていない
だけでなく，患者さんもきちんと医療のアドバイ
スを守らないなど，さまざまです．このように過
小医療も世界中の多くの地域で大きな問題になっ
ています．

また，MRI，CTなどの画像検査数も裕福な日本
や欧米とそうではない諸国でずいぶん違うことが
示されています（Box 16）．過少医療と過剰医療

は双子だと言いましたが，過少診断と過剰診断
も対になっているととらえなければなりません
（Box 17）．

COVID-19 パンデミックで見えてきたこと（Box 18）

COVID-19 のパンデミックを体験して私たちの
社会はこのような新興感染症に対する心構えが必
要なことを痛感しました．いわゆる「受診控え」
も，その深層を知るにはリアルワールドデータを
調査したうえで学術的な解析が必要です．今まで

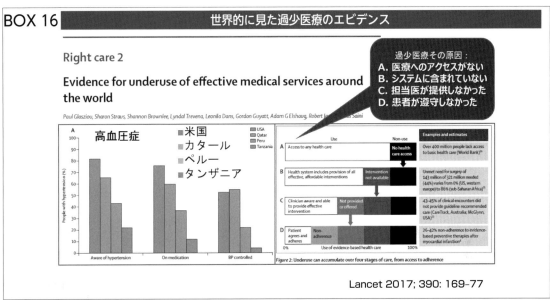

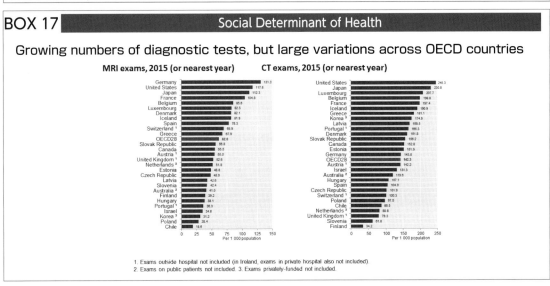

の過剰医療が是正されたのか，あるいは過少医療が生じたのか，領域によって違うと思いますが，実装科学を含む学際的なアプローチが必要と思います．また，保健・医療領域だけでなく社会システム全体の脆弱性についての検証が必要です．

診察室での対話の中で持続可能性を話題にすることは適切か？

2020 年，上記の Choosing Wisely International で質疑応答があった時，「持続可能性について患者と話し合うことはどうか，考えを聞かせてください．」とバーウィック先生に尋ねたことがあります（Box 19）．バーウィック先生は「過剰医療

は日本も含め，どの先進国でもみられます．米国では医療に費用が掛かり過ぎ，政府が健康格差是正のために使える予算がないという事情があります．医療資源の持続可能性の問題は，昔は，診察室で政策の話はしない，患者さんの病気の話だけに限る，と教わりました．しかし今は違います．地球環境問題も重大な健康問題です．話し合うべきです．」とおっしゃいました．Choosing Wisely の話題を診察室でどう話すかは難しいのですが，私たちは考えていかなくてはならないと思いました．

持続可能性 (Sustainability) と Choosing Wisely

Box 20「持続可能性 (Sustainability) と Choosing Wisely」をご覧ください．Choosing Wisely の一番のキーワードは，Shared Decision Making(SDM) です．余談ですが，社会 / 医療の現状 (格差社会と健康格差) は，Social Determinants of Health (SDH)，あるべき医療の姿 / 社会のあり方 Sustainable Development Goals(SDG s) と，略語の SD が共通していて紛らわしいです．

さて，Choosing Wisely について市民と対話するに当たって，どういう話し方が望ましいのでしょうか？一人一人の患者さんが直面している健康問題だけでなく社会全体の問題を話題にするに

BOX 18　COVID-19 パンデミックで見えてきたこと

- 新興感染症についての**心構え**が必要
- 「**受診控え**」の深層 (真相) についての学術的解析が必要
  - 「**過少医療**」なのか？，「**過剰医療**」の是正なのか？
  - ビッグデータ (**リアルワールドデータ**) の活用
  - 社会科学を含む**学際的 / 国際的**アプローチ（実装科学）
- 保健・医療**システムの脆弱性**についての検証が必要
  - **検疫体制**，**保健所機能とメディア** / 行政 / 政治システム
  - **医療機関の対応**（個別・相互協力・対行政）
  - **医療費**支払い体系と医療機関の経営危機
- 社会システムの機能不全
  - **格差社会 / 健康格差** (i.e. essential workers)
  - 不十分な**デジタル化**（遠隔医療の活用など）
  - 未熟な**リスクコミュニケーション**

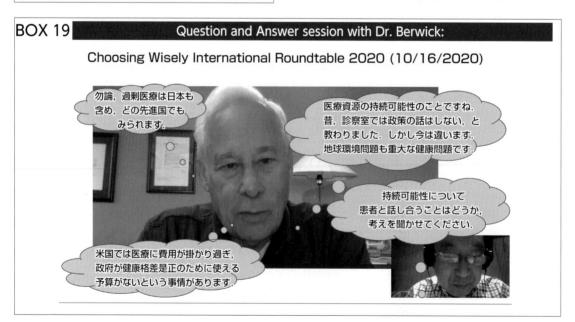

BOX 19　Question and Answer session with Dr. Berwick:
Choosing Wisely International Roundtable 2020 (10/16/2020)

はどう切り出したらいいのか．従来の医師は，自分の専門領域の医療の話題だけでよかったのですが，総合診療，地域医療，プライマリ・ケアの領域ではコミュニティ全体を考える必要があり，話題は患者さん個人にとどまらなくなります．患者さんも，従来は自分が害を受けないで最善の医療を受けられればそれが一番であるというイメージでしたが，これからは患者さんも社会全体のことを考えて医療を受ける，そのような時代になっているのかなとも思います．どういう話し方をするのがベストなのか，"熟慮"が求められます．とくに最近，新型コロナワクチンの話をするといろいろ話題が広がります．そのときに，コロナ以外でもどういう切り口で患者さんと対話するのが理想的なのかを考えながら診察する日々です．

COVID-19 パンデミックの教訓を活かす

COVID-19 パンデミックから得られた教訓を Box 21 に挙げました．このうち患者・市民のエンパワーメント（患者力向上）については，低価値医療の是正には患者力が必要であるという論文が見つかりました（**Box 22**）．この論文の最後に，「少なくとも，これだけは質問するように患者さんに勧めよう」という4項目があります（**Box 23**）．

- ・ ここで決めないといけないことは何かありますか？
- ・ 私にとっての選択肢は何ですか？
- ・ それぞれの選択肢の潜在的「益」と「害」は何ですか？
- ・ それぞれの選択肢は，私にとって大切なことに影響しますか？

BOX 20 | 持続可能性 (Sustainability) と Choosing Wisely

社会／医療の現状（格差社会と健康格差）
Social Determinants of Health (SDH)

あるべき医療の姿／社会のあり方
Sustainable Development Goals (SDGs)

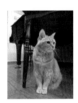

医療職と患者・市民との対話 (Choosing Wisely)
受けたい（提供したい）医療についての共同意思決定
Shared Decision Making (SDM)

（診療の現場で），（社会全体／医療）の
持続可能性を話題とすることについて

臓器専門医：目の前の患者に自分の技術で全力投球

総合診療医：地域コミュニティーを「診る」視点

患者：自分にとって最善の医療を受けたい

患者：社会の一員としての自分の生き方

BOX 21 COVID-19 パンデミックの教訓を活かす

- ・リスクコミュニケーション全般：
  - ・リスク感覚を磨く（医療提供側も，医療を受ける側も，）
  - ・リスクに関するエビデンス構築と透明性のある提供
- ・医療現場でのコミュニケーション：
  - ・医療職と患者・市民との協働（対話）
  - ・患者・市民のエンパワーメント（患者力向上）
- ・レジリエントな保健・医療システムの構築：
  - ・医療機関／行政のパンデミック対応
  - ・地域におけるシームレスな連携体制
  - ・医療費支払い方式の抜本的な変革

BOX 22 低価値医療は患者力を必要とする健康被害

Low value care is a health hazard that calls for patient empowermentTo protect themselves from the potential harms of low value care, patients must take an active role in clinical decision making

Ian A Scott [1,2] Adam G Elshaug [3] Melissa Fox [4]

1 Princess Alexandra Hospital, Brisbane, QLD.
2 University of Queensland, Brisbane, QLD.
3 Centre for Health Policy, University of Melbourne, Melbourne, VIC.
4 Health Consumers Queensland, Brisbane, QLD.

このように，医療を受ける側から積極的に質問することは，患者力を発揮するうえでとても重要なことですが，米国の Choosing Wisely キャンペーンでは，財布に入れておけるカード (Wallet Card) があります．Box 24 は，患者から医師に対する5項目の質問を印刷した Wallet Card です．Box 25, 26 のような説明用のカードやポスターなどのツールも用意されています．これらを参考にしながら私たちもやってみようと考えているところです．

　以上，新型コロナ禍を体験したうえで，過剰医療と過少医療の関係や，その中で患者さんとの対話をどういう切り口で進めるのがいいのかについて皆さんにも考えていただきたいと思い，話題提供させていただきました．

BOX 23　これだけは質問するように勧めよう

・ここで決めないといけないことは何かありますか？
　・Is there a decision we need to make?
　・In urgent situations, clinicians may need to reach out and not wait for patients to ask.

・私にとっての選択肢は何ですか？
　・What are my options?
　・All clinically viable options should be presented, including doing nothing.

・それぞれの選択肢の潜在的「益」と「害」は何ですか？
　・What are potential benefits and harms of each option?
　・Where possible, these should be expressed using natural numbers (eg. four out of 100 people like you will experience a stroke every year; this treatment will reduce that to two out of 100 , although one person of 100 will have a significant bleeding event).

・それぞれの選択肢は，私にとって大切なことに影響しますか？
　・How will each option affect me in terms of what I consider important?
　・Patients may want to know costs involved, duration of inability to work or perform social activities, skill and place of those performing a procedure.

BOX 24　Choosing Wisely Patient Wallet Card

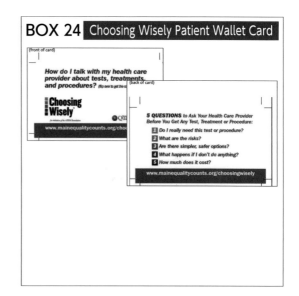

BOX 25　Questions Rack Card

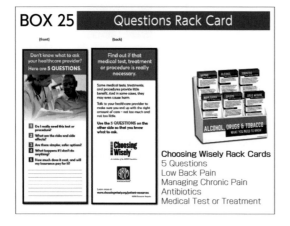

BOX 26　オフィスに掲示するポスター類

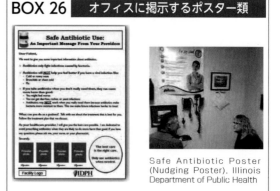

Safe Antibiotic Poster (Nudging Poster), Illinois Department of Public Health

Special Lecture
Q&A

Q1：コロナを通じて，ワクチンを打つとき，「何か持病のある人はかかりつけ医からOKをもらってほしい」と言われたりして，かかりつけ医を持っていることがたいへん重要なことであるというようになってきているようなのですが，しかし現状でこれが制度化はされていません．今後日本でも英国のようなGP制度になるかどうかはさておき，自分や家族なりがかかりつけ医を持っていることが習わしになったり，制度化されるということの見込みについて小泉先生はどのようにお考えでしょうか？

小泉：かかりつけ医という言葉は，わかりやすくキーワードとしてはたいへん優れていたと思います．ある程度，普及もしていますが，問題は制度化されていないことです．従来からの日本医師会がリードしてきた考えと若い世代の総合診療医が提示している新しい思考とは，言葉の上ではそれほどは違わないように見えますが，制度として確立されていないことが，今後の普及のためには障害になると思います．私もこの問題の関係者ですが，若い世代の医師による日本プライマリ・ケア連合学会，そして病院総合診療医学会がもう少し社会に発信することで，国民の間にも根付き，制度としても実効性のある形になってほしいと願っています．

徳田：かかりつけ医に関しては，医師会が使っている用語としては，結構，定着しています．医師会を巻き込んでどう前進させるかが大事です．日本プライマリ・ケア連合学会は1万人，そして病院総合診療医学会は千人と，医師会の数と比べるとあまりにも少数派です．今回，病院の総合診療に関しても，コロナ診療の受け入れ態勢の中で，ジェネラリストが十分いるのか問題になりますが，国民を含めた議論が必要になると思います．

小泉：たしかに総合診療系の情報発信力はこれから試されると思います．「無駄な検査や薬をやめましょう」という切り口の会話を，診察室でされることはあると思います．患者さんとそのような話をされるときに何か違和感を覚えられることはないでしょうか？

Q2：われわれクリニックの医師からすると，できるだけ検査や薬を減らすのは当然ですが，私のクリニックは大阪の中心地にありますので，4月とか10月に市外から転入してくる方や医療機関を変えたいという方が来ます．その方々がいかに前の医療機関でたくさんの薬を出されているかに気づかされます．ある20代の方は，検診で血圧が高いと言われてあるクリニックに行ったら，初診で7種類の薬を出されました．検診で血圧が高いといっても収縮期で130台です．そういうクリニックもあります．このChoosing Wiselyという活動は，開業医にもっと広げてほしいと思います．ここに参加される先生は，最小限の検査と薬は常識ですが，多くの開業の先生には全く浸透していません．われわれは利益を求める団体ではありません．日常診療への疑問はたいへん多いです．Choosing Wisely Japan の活動として開業医へのアプローチは不可欠だと思います．

司会：ありがとうございます．小泉先生，多岐にわたる話題でお話しいただきありがとうございました．以上で，ご講演「COVID-19パンデミックは私たちの医療に何をもたらしたか？—社会の持続可能性と健康格差の観点から」を終了します．

コロナワクチン賢い使い方の提案
—緊急時の戦略—

徳田 安春

群星沖縄臨床研修センター

要旨：

　緊急事態宣言下のコロナワクチンの賢い使い方について，次の 3 つの戦略を提言する．緊急時では，人々の生命を守るためにフレキシブルな戦略もありうることを基本姿勢とする．前提は，高齢者と基礎疾患を有する人々は従来型接種を行うこと．提言の対象者は，若くて，基礎疾患の無い人々である．

1) アデノウイルスベクターワクチン・mRNA ワクチン交差接種戦略

　アストラゼネカ製を初回接種し，ファイザー製を次に接種した人々は，2 回共にファイザー製を接種した人々と比べて，得られる中和抗体価は交差接種の方が高い．mRNA ワクチンの供給が少ない現状では，ベクターワクチンの有効利用を考慮すべきだ．アストラゼネカ製ワクチンで問題となっている静脈血栓症のリスクは，欧米と比べて，東アジアや東南アジアからの報告は少ない．この戦略は，アストラゼネカ製が認可されている 45 歳以上が対象者となる．

2) mRNA ワクチン接種間隔延長戦略

　現行 mRNA ワクチンの接種間隔を延長することにより，より多くの人々に初回接種を行うことができる．接種間隔をフレキシブルにすることにより，2 回接種を前提にした接種予約システムも，これにより柔軟なスケジュールで接種を行うことができる．ファイザー製やモデルナ製のワクチンの接種間隔を 3 〜 4 週間から 3 〜 4 ヶ月に延長することで，むしろ血中中和抗体価の上昇も高くなる．我々のシミュレーションでは，この戦略を採用することで，2022 年以降に冬の感染ピークを遅らせることが示された．その間に時間を得ることができる．ワクチン輸入量を増やす．理想的には，世界が一致してワクチンの特許権を外し，日本でもワクチンが製造できるようにする．あるいは日本独自に優れたワクチンを製造することもできる．

3) mRNA ワクチン半量接種戦略

　黄熱ワクチンはそのニーズが急激に高まったときだけ，分割接種として分けて使うことが提案されている．コロナワクチンの中でも，モデルナ製の mRNA ワクチンでは 1/4 量でも中和抗体価がよいことが最近のデータで示された．上記 2) のシミュレーションと同様，半量接種戦略を行った場合では，感染ピークの高さ自体は変わらないが，冬のピークを遅らせることができる．特に今年 2021 年の冬が懸念される．黄熱ワクチンのように，半量接種戦略で出来るだけ多くの人々に接種できるようにすること

がこの冬を乗り越えるのに役に立つ．このように，来年のブースター接種を準備しながら，上記のような方法で，この冬の感染の波を出来るだけ抑え込むことが，入院数と死者を少なくするための我々の戦略である．

Highlight
Corona vaccine: Recommendation to use it wisely—a strategy in an emergency

The lecturer gave the following three strategies around the wise use of the corona vaccine in a state of emergency. His basic opinion is that a flexible strategy can be effective in an emergency.

1) Mix strategy by use of viral vector vaccine and messenger RNA vaccine
Referring to the discussion around the efficacy and safety in Australia, it's vital to weigh risks and benefits for the use of viral vaccines. Indeed viral vaccines have　major effects, however, with less transparency in the discussion so far, Japan has a　long history of forcing the vaccine from on high. So, for the fostering citizen empowerment or patient empowerment, it's necessary to publish such information as in Australia.

2) Extending strategy for injection interval for messenger RNA vaccine
The lecturer observed the efficacy of current viral vaccine for the delta variant from the point of view of the risks of hospital admission and death in an emergency state. Also, performing a simulation by means of modeling method, he showcased the epidemic curve can be shifted on and after 2022. Because vaccine has the waning of the effect, though the peak of infection couldn't be reduced, the epidemic curve might be shifted. During the time, removing the patent right, Japan can also produce the current vaccines, or original Japanese vaccines.

3) Half dose strategy for messenger RNA vaccine
Regarding Yellow fever, fractional doses has been recommended to be shot separately only when the need for vaccine is increased. A study of the Moderna vaccine showed even 1/4 doses can provide good immune responses. As with above mentioned simulation, half dose strategy can delay the peak of the infection, even though the height of the infection rate is the same itself. The lecturer has a concern for the coming winter 2021 especially due to the slow pace of vaccine shots in Japan. He recommends in an emergency state that Japan should get over this winter with half dose strategy like Yellow fever vaccine and should decide the victory or defeat for the measures of COVID-19 next year.

基地なき平和な沖縄
―医師が沈黙を破るとき―

徳田 安春

群星沖縄臨床研修センター

要旨：

　沖縄・浦添市にある「群星沖縄臨床研修センター」の徳田 安春センター長は医師の立場から〝非戦〟を訴える．徳田氏が尊敬する故・日野原重明氏 (元聖路加国際病院名誉院長) が生前に語った「人々の健康のために最も重要なのは，戦争をさせないこと」という教えが，徳田氏の心を今も動かし続けているからだ．

本講演と同タイトルの著書『医師が沈黙を破るとき』(カイ書林，2020) では，核戦争や温暖化など「地球規模の危機」に対し「医師は発言し行動すべきだ」と提起している．

本稿は，2021 年 5 月 3 日（憲法記念日）に開催された，徳田安春氏の講演とインタビューの記録である．

Highlight
Hoping for a peaceful Okinawa without bases—When physicians break the silence

Dr. Yasuharu Tokuda, Chief of Muribushi Project for Okinawa Residency Programs, appeals to the citizens for the "Renunciation of war" from the standpoint of a physician. He has the words to live by of late Dr. Shigeaki Hinohara, honorary director of St. Luke's International Hospital; "The most significant task for people's health is to keep nations out of war." These words still move Dr. Tokuda's mind even now. In his book "When physicians break the silence", the same title of this lecture, Dr. Tokuda raises the proposition that physicians should express and act against such global crisis as nuclear war and global warming. This article is a document with an interview held on May 3rd , 2021, Japan's national holiday, Constitution Memorial Day in Okinawa.

端緒

　総合内科を勉強していると，日本のトップの総合内科医として総合内科医として尊敬されていた日野原重明先生にぜひお会いしていろいろ教えていただきたいという気持ちになりました．そこで私は思い切って沖縄を飛び出して聖路加国際病院に勤務することになりました．3年間聖路加国際病院に勤務しました．日野原先生と一緒に講演会に出かけたり，勉強会をやったり，いろいろなイベントに参加していました．私が3年間の勤務を終えて，東京から茨城県の筑波大学のほうに異動になる前に，送別会がありました．その時に私は，「前から聞きたかったことですけれども，医師にとって最も重要なことは何でしょうか？」と日野原先生にお聞きしました．それまで私はいろいろな勉強しており，診断と治療は大事だと思っていました．そしてアメリカにも留学してPublic Health，いわゆる公衆衛生の勉強もしていました．予防医学の勉強です．たばこをやめさせる，お酒を控える，そしてよく運動をする，健康に良いものを食べる，こういった回答がくるのではないかと私は思っていました．ところが日野原先生が私に，「医師にとって最も重要なことは，戦争をさせないことです」とおっしゃったのです．そのとき私は，たいへんショックを受けました．なぜなら私は沖縄出身で，沖縄の学校で勉強して，沖縄の病院で患者さんを診ていたのに，そのことが私に抜け落ちていたからです．実は私の母親も戦争中の疎開船「対馬丸」に乗る寸前で乗船の順番がずれたために乗らずに済みました．このような体験も母親から聞かされていました．私の親類もたくさん亡くなられています．それにも関わらず医療者が戦争をさせないことの活動をするということがすっぽり抜け落ちていたことは，たいへん反省させられました．

医療者の平和活動のロールモデル

　実際医療者が平和活動をするというのはありうるのか，ということを私は調べました．実はWHO（世界保健機構）がすでに提言を出しています．「医師と医療従事者が平和を維持し促進す

るための行動をとることが，すべての人々の健康を維持するために最も重要である」．WHOがすでにこう言っています．私が勉強不足だったのです．私が知らなかっただけで，世界の医師と医療従事者はすでに日野原先生と同じことを言っていたのです．アメリカのボストンにある有名な医療改善研究所（Institute for Healthcare Improvement；IHI）の所長のBerwick, Donald M先生は，アメリカの医師を代表するオピニオンリーダーです．アメリカではいろいろな問題が起きていますが，その一つに銃規制の問題があります．アメリカは銃社会です．それまで医師の団体は，銃規制について意見を発表することがありませんでした．ところがBerwick先生は「沈黙は同意を意味する」「不正義の中で沈黙していることは政治的に同意を意味する」医師も沈黙を破るべきだ」とおっしゃいました．それがアメリカ中の医師に広まりました．それで全米ライフル銃協会に強烈なプレッシャーを与えたのです．それでアメリカ中の医療者がBerwick先生に賛成し，全米ライフル銃協会に強い圧力をかけました．徐々にではありますが，銃規制が進んでいます．

　Berwick先生のお話を聞いて，私も沈黙を破りたいと思います．海外にもたくさんのロールモデルがいます．実は最近2021年2月に亡くなられた医師がいます．1921年にリトアニアに生まれ今年2月に99歳で亡くなられた心臓内科医，Bernard Lown（ラウン）先生です．ラウン先生は，それ以上のことを言っています．心臓が専門の先生ですから，国際学会ももちろんあります．当時冷戦時代，アメリカとソ連が冷戦構造の中，心臓の国際学会でソ連の心臓専門医と一緒にグループを作りました．何のためのグループかと言いますと，核戦争を回避するためのグループだったのです．ラウン先生がやりたかったのは，核戦争の危機に直面している中で，われわれができることはないのか．医師としてできることはないのか．なぜ医師がやるのか．それは核戦争が起きたときの被害を最もよく知っているのは，医療者です．医師ならばこそわかるのです．ラウン先生は，実は広島，長崎を訪れています．原爆の破壊

力も調査しています．ラウン先生が作ったグループ IPPNW（核戦争防止国際医師会議）は，かなり大きなグループとなり，当時のソ連のゴルバチョフ大統領とも直接面談し，核戦争を絶対に起こしてはならないと強く訴えました．そのおかげで，1986 年に最高であった核兵器の数，当時 64,000 個が，2017 年には 14,000 個となりました．今でももちろん多いです．しかし 1986 年はなんと 64,000 個あったのです．どうやってこれを減らしたかというと，ラウン先生たちが立ち上げたアメリカとソ連の医師数人からスタートしたのです．まず率先してラウン先生が考えて，そしてソ連の心臓専門医が話し合って，始まりました．この活動，核戦争防止国際医師会議は，1985 年にノーベル平和賞を得ています．その後 86 年から軍縮の流れができました．ラウン先生たちの説得を聞く耳をもったゴルバチョフさんも偉かったと思いますが，ゴルバチョフさんを説得したラウン先生たちはさらに偉かったと思います．核兵器禁止条約がついに採択されて発効されています．2021 年 2 月 22 日に署名が 86 か国の地域，批准が 54 か国の地域です．ところが日本は唯一の被爆国であるのにも関わらず，署名，批准をしていません．日本政府に署名，批准をさせることは大事だと思います．私たち医療者もそのための活動をすべきです．

▌核抑止論の盲点―never event を理解しよう

　医療事故には素晴らしい予防活動があります．いろいろな訓練によって減らすことはできるがゼロにはできません．世界中で医療行為はあります．
　病院の中で様々なことが治療として行われていますが，完全にゼロにすることはできない．医療事故は never event です．私も医療事故は起きてほしくないと思っています．起きないように最大限の努力をします．そのために訓練もします．ところが never event は起きてしまいます．「万が一」が起きるのです．それが軽く済むように予防するのが大事です．ところが核戦争はどうでしょうか？核抑止論の最大の盲点は，never event に対する完全な理解が不足していると思います．こ

れはラウン先生もおっしゃっています．「核戦争は起きない．抑止のためだけにあるだけだ」本当にそうでしょうか？われわれはあれだけ予防に努めていますが，起こるのです．世界上で医療行為があるわけですから，残念ながら起こってしまいます．それを減らす努力は最大限すべきですが，起こってしまう．では核戦争は同じでいいのでしょうか？「核戦争が起きないようにありとあらゆる努力をしたが，起きてしまった．残念でした」で済む話ではありません．核兵器は廃絶しかないのです．核戦争を起こさせない，予防するための方法は，核兵器の廃絶しかありません．実際に原発事故がありました．アメリカでもソ連でも日本でもありました．では核兵器はどうでしょうか？核兵器に事故はなかったでしょうか？実は那覇に核ミサイル事故があったのです．1959 年 6 月 19 日に那覇にあった米軍の空軍基地で，核弾頭を搭載した地対空ミサイル「ナイキ・ハーキュリーズ」が整備ミスによって点火され発射され那覇の海上に沈みました．米軍が後日極秘に回収しています．事故が起こる直前部隊には戦争を意味する緊急事態の指令が流れていました．誤射のあと高性能爆薬を付けたもう 1 基を発射させようとしていたことが新たに分かりました．実は沖縄ですでに核ミサイルの誤射があったのです．報道によりますと沖縄でまた不穏な動きがあります．台湾有事ということが声高に言われていて，この秋には陸上自衛隊 14 万人と米軍がおそらく沖縄近辺で軍事演習をやることになっています．こういうことを続けていると never event が起こります．そういうリスクが高くなります．ハイリスク行動と言えます．

▌環境被害による健康問題にも取り組もう

　騒音もその時だけの問題ではありません．実は長期的にいろいろな病気にかかることも分かっています．肥満，高血圧，心筋梗塞，脳卒中です．騒音によって長期的にいろいろな病気にかかることがわかっています．北海道大学工学研究院教授松井利仁氏の試算によると騒音による睡眠障害が年間で 1 万人，これは沖縄の米軍基地に関する試

算です．高血圧が1000人です．これが毎日患者さんが外来にきて，高血圧の薬を出しています．「塩分を控えてください」「ダイエットしてください」「ウオーキングしてください」とか言っていますが，われわれが言えないのは，あるいは言っても患者さんのせいではないのは，騒音です．騒音が高血圧の原因であることは，環境疫学に書いてあるのです．明らかにエビデンスなのです．そしてこの1000人の中から年間の脳卒中の死亡者は4人です．新聞に死亡広告が載りますが，その中に脳卒中の方もいます．皆が個人の責任だけではなく，騒音によって脳卒中が起きた人が年間4人いるわけです．つまりこれは健康問題なのです．汚染に関しても今PFAS（有害性が指摘される有機フッ素化合物）が問題になっています．PFAS以前はダイオキシン，PCBなど様々な環境ホルモンが基地からリンクしています．周りの土壌には多数の有害物質が流れています．その記事をよく読んでみると，発がん性があるとか，糖尿病になりやすいなど書いてあります．そういう病気になったら診るのはだれか？我々です．だから我々から声を出すべきなのです．沖縄の環境被害で病気になっているのですから，黙って患者さんを治療するだけでは，済まないことです．なぜがんになったかを私はしつこく聞きます．「基地の近くで何かお仕事されていませんか？」と．例えば基地の中で仕事されていたらアスベスト曝露もあります．アスベストに暴露されているとがん発生率は非常に高まります．悪性中皮腫，肺がん，様々な病気があります．そういう健康被害が現在進行形で起きています．病院の患者さんとして我々がずっと診ています．それが我々の活動の存在理由です．

（インタビュア：東アジア共同体研究所 琉球・沖縄センター 新垣 邦雄氏）

Q：沖縄は戦後40年，戦争に巻き込まれる危機と言われてきました．この間は起きていません．県民の間にも基地ボケというか，このままで済むのではないかという油断もあるかと思います．お話しにもありましたが，日米首脳会談で台湾有事が報じられ，我部 政明 先生（政治学者，琉球大学名誉教授）の発言として，台湾有事になれば沖縄に直結する，沖縄が最初の標的になるという記事も出ました．ところが県民はこの問題に対してそれほど大きな危機感を抱き切れていない．たとえば県議会が抗議決議をしたり，玉城知事がすぐに首相官邸に行って抗議するとかしません．何も起きないという油断があるのではないか．県民も危機感を持つべきではないでしょうか？

徳田：そうですね．私たち医療者は戦争やいろいろな事故，基地に関連する災害，事件で健康被害にあった方々を診る立場から，被害がどうなのかを最も傍で見ています．そのような立場からして，現今の状況はたいへん危機だと思っています．これを予防するために我々はもっと活動するべきだと思います．

Q：お医者さんが政治や，ましてや基地の問題などに声を挙げるのはなかなかあまり目にしたことがありません．私も非常に驚いたのですが，お話ですとこれまで核軍縮運動に国際的な医師団体が立ち上がったということでした．先生の周りで，沖縄や本土の医師や医師会など周りの方々はどう見ておられますか？

徳田：好意的です．賛同者が多いですよ．県内にも民医連の先生方とか様々な先生方が大分前から平和活動をされています．私のように単独で活動を始めた方もいます．私の恩師である平安山英盛先生（元県立中部病院院長）もそうです．そういった方が今どんどん増えています．医療者がこういう危機的な状況のときに，患者さんや県民のために立ち上がることは望まれることです．私たちはその先駆者として行いたいと思います．

Q：医師も命を守る立場からこういう問題にも声を挙げるということですね．県民の感度が弱くはないかと思われるのですが，医師への行動の呼びかけに加えて，県民へはどう呼びかけたいですか？

最大の予防は「非戦」である

徳田：県民と我々の接点は，病院や診療所での医師 - 患者関係があります．そこで我々は患者さんに対して，そのようなお話もしてもよいと思います．何かが起こって病気やケガなど被害を受けると，我々医師としてその健康問題を放置するわけにはいきません．予防が大事なのです．予防の最大になるのが，戦争をさせない，非戦であるということです．そのような我々の気持ちを患者さんに正直にお伝えする．我々がこの状況が大変危機的な時代であるということを正直に申し上げると皆さんに伝わると思います．

Q：台湾有事で沖縄に直結する．沖縄は今戦争前夜というご認識でしょうか？

徳田：前夜というほどではありませんが，この危機の時計の針は，進んでいると思います．それを逆方向に回す努力は常に行うことが大事です．そうしないと非戦にはなりません．日本が直接参加しない，沖縄が直接参加していない不戦という状況であっても，基地が使われて，そこから戦闘機が飛ぶ．そうすると戦争をさせているわけですから，相手国からすると戦争に間接的に参加しているので，これは非戦ではありません．日本国憲法の最も重要な平和主義，外交で国際的な課題を解決する努力を優先して徹底的にやるべきではないでしょうか．

Q：沖縄は被害者にもならないし，加害者にもならない．

徳田：それが大事です．周りの国々の状況が今緊迫化しています．そういう中で沖縄に世界が注目しています．沖縄の人々がどう行動するか．沖縄の医療者がどう行動するか．これが問われると思います．

COVID-19 への Choosing Wisely 10 の推奨

患者と医師への根拠に基づく推奨

	推奨	付記	文献
	一般市民に対する推奨		
1	公衆の場ではいつも，顔面にぴったり合うマスクを正しく使う	調整された 10 件（n=2,647），および未調整の 29 件（n=10,170）の観察研究の系統的レビューとメタアナリシスから，顔のマスクは感染症のリスクを大きく減少させたことが示された（調整された研究：調整オッズ比（aOR）0.15；95%信頼区間（CI）0.07-0.34，未調整の研究：aOR 0.34，95% CI 0.26-0.45）．N95 マスクはサージカルや他のマスクよりも大きな減少と関連していた．N95 マスク以外のマスクでは二重は一重より望ましい．	4
2	密集を避ける（特に屋内）	調整された 10 件（n=2,647），および非調整の 29 件（n=10,170）の観察研究の系統的レビューとメタアナリシスによって，人との距離を 1 メートル以上空けることは感染症のリスクを大きく減少させたことを示された（調整された研究：aOR 0.18, 95% CI 0.09-0.38，未調整の研究：aOR 0.30，95% CI 0.20-0.44）．人との距離が大きいほど感染の機会は少なくなった．戸や窓を開けて適切に換気をすることが感染拡大を減らす重要な対策である．	4
3	COVID-19 の症状があれば検査を受け，症状が軽度なら自主隔離を行う	発熱，のどの痛み，咳嗽，嗅覚・味覚のいずれかの喪失といった COVID-19 の症状がある人には早期の検査と自宅での自主隔離が勧められる．検査をすることで，検査 - 追跡 - 隔離とつなげる戦略が可能となり，感染拡大を抑制するのに有効である．これらの症状があるにもかかわらず，信頼できる検査施設へ行くことができない人がいたら，症候群診断がなされる．多くの患者は，体温と酸素飽和度を定期的に見ることで自宅で管理でき，回復することができる．介入が必要なのは，水分補給（多量の経口摂取）と発熱と体の痛みに対するアセトアミノフェンの投与のみである．	5,6
4	呼吸困難があったり，酸素飽和度が 92%以下に低下したら医療の支援を求める	安静時，または運動後に呼吸困難があるか，または酸素飽和度が 92%以下または運動負荷後に 4%以上の低下がある患者は医療の支援を求めるべきであり，病院や施設で適切な治療を選択されるべきである．腹臥位で寝ると酸素飽和度の改善に役立つ．	6,7
5	ワクチンの対象者になったら，たとえこれまで COVID-19 にかかっていても，できるだけ早くワクチンを打つ．	いくつかの無作為化比較試験により，様々な承認済みワクチンが SARS-CoV-2 ウイルスの感染や COVID-19 による重症化や死亡の予防に有効であることが示された．	8
	医療者へ		
6	CIVID-19 に対して効果が証明されていない，または有効でない治療は行わない．	COVID-19 の治療として以下のものを支持するデータはない．アビガン（一般名：ファビピラビル），イベルメクチン，アジスロマイシン，ドキシサイクリン，オセルタミビル，ロピナビル / リトナビル，ヒドロキシクロロキン，イトリズマブ，ベバシズマブ，インターフェロンα 2b，フルボキサミン，回復期血漿，漢方薬．WHO は現在これらすべてを推奨していない．新たな根拠が出てくればこのリストは改定されるだろう．	6,7,9
7	レムデシビルやトシリズマブのような薬剤は，役立つかもしれない特殊な状況以外では使わない．	トシリズマブは，重症でステロイドも投与されているにも関わらず，炎症の兆候があり，酸素需要が急速に増大している患者にのみ役に立つ．それ以外の臨床状況で使うのは有益でなく，おそらく有害である．レムデシビルは，酸素が必要になった成人患者に早期に投与された場合に回復までの時間をわずかに短縮する効果があるとする研究もあるが，効果がないとする研究もある．死亡率を低下させることはなく，上記以外の臨床状況では推奨されない．	6,7,9
8	ステロイドは低酸素がある患者にだけ慎重に投与し，血糖値が正常範囲に入るようにモニタリングを行う．	無作為化比較試験によると，酸素が必要な COVID-19 患者にデキサメタゾン（6mg/ 日）のようなステロイドを短期間（5 〜 10 日間）投与することが利益があることが示されている．患者が重症であればあるほど利益は大きい．ステロイドの同効薬であるメチルプレドニゾロン（1 日 16mg 2 回）やプレドニゾロン（1 日 20mg 2 回）も使用できる．酸素を必要としない患者にはステロイドは無益であり有害である恐れがある．これより長期（10 日以上），またはこれより多量のステロイドを使用することを支持するデータはない．ステロイド投与中の患者に血糖コントロールを行い，ムコール症のような真菌感染症を起こすリスクを減らすことは重要である．5 〜 10 日間投与後はステロイドを漸減（テーパリング）する必要はない．	6,7,9
9	CT スキャンや炎症性バイオマーカーのような治療に導かない検査を日常的には使わない．	胸部 CT スキャン，Ct 値またはフェリチン，インターロイキン -6，LDH（乳酸脱水素酵素），プロカルシトニンのような炎症性バイオマーカーを日常的に用いて COVID-19 の重症度を測定したり，治療手順を導くことを支持するデータはない．	6,7

次ページへ続く

| 10 | パンデミックの期間中でもCOVID-19以外の緊急疾患のマネジメントを無視してはならない. | がん，結核，心臓，腎臓のような疾患の管理，およびメンタルヘルス，周産期ケア，小児の予防接種はパンデミックの期間中に影響が出ることがいくつかの研究から示されており，これらのアウトカムに深刻な影響を与える．必要不可欠な医療はパンデミック下においても提供されなければならない．例として，パンデミックの期間中にがん医療が中断されればCOVID-19のためにより多くの死者が出ることが予測される. | 10 |

a. 例：1分間の立ち座りのテストまたは6分間の歩行テスト

出　典：Pramesh, C.S., Babu, G.R., Basu, J. et al. Choosing Wisely for COVID-19: ten evidence-based recommendations for patients and physicians. Nat Med 27, 1324–1327 (2021).

文献

1. Choosing Wisely. https://www.choosingwisely.org/our-mission/ (accessed 20 May 2021).
2. Choosing Wisely Campaigns. Choosing Wisely https://choosingwiselycanada.org/perspective/cw-covid-19/ (accessed 25 April 2021).
3. Pramesh, C. S. et al. Lancet Oncol. 20, e218–e223 (2019).
4. Chu, D. K. et al. Lancet 395, 1973–1987 (2020).
5. He, B. et al. R. Soc. Open Sci. 8, 201491 (2021).
6. Directorate General of Health Services, Ministry of Health and Family Welfare, Government of India. https://www.dghs.gov.in/WriteReadData/News/202105270436027770348ComprehensiveGuidelinesforManagementofCOVID-1927May2021DteGHS.pdf (accessed 9 June 2021).
7. National Institutes of Health. https://www.covid19treatmentguidelines.nih.gov/ (accessed 20 May 2021).
8. McDonald, I. et al. Vaccines (Basel) 6, 74 (2021).
9. Rochwerg, B. et al. Br. Med. J. 370, m3379 (2020).
10. Ranganathan, P. et al. Lancet Oncol. https://doi.org/10.1016/S1470-2045(21)00240-0 (2021).

※ 本推奨はインドの研究グループが中心となって作成されたものであり，日本の医療現場においても適応可能かどうかは個別に判断する必要があります．

※ COVID-19に関するデータは急速に進化しており，新たなエビデンスが得られるごとに，これらの勧告は変更される可能性があります．

翻訳確認：梶 有貴　(Choosing Wisely Japan)

JCGM Forum

Generalist Report
Journal Club

5.

Generalist Report

持続可能な形で，住民の暮らしの安心やホッとできる環境づくりを目指す

朴 大昊

大山診療所，家庭医療専門医・指導医
(現：医療法人社団アスクラス家庭医療の会 ファミリークリニック加古川)

鳥取県にある大山の麓の診療所で勤務しています．この地では 40 年ほど一人の医師によって地域医療を支えられてきましたが，高齢による引退後は医師確保に苦労した経緯があります．2019年 4 月に大学の家庭医療教育の拠点として再生し，鳥取大学家庭医療教育ステーションを併設しました．私は開設と同時に赴任し，住民さんにも温かく歓迎していただきました．

よく地域医療と "地域で医療していること" は違うと言われますが，まさに当地でも赴任当初から，「医者がいれば地域が幸せになるわけではない」という点を共有し，地域の方と地域の未来や医療リソースをどのように持続可能な形で利用していくのかについて議論を重ねてきました．その結果として2019年 7 月から地域の方が中心となって「大山地区の地域医療を考える会」が設立されました．地域住民が主体となって，サービス利用

者として医療機関に demands（要求）ばかりを求めるのではなく，責任を持って needs（必要なもの）を明らかにしていこうと，継続的に話し合いを行いました．地域の役職を持たない多くの人たちはもちろん，役場職員や町議会議員も参加していますが，会では肩書きなしの一住民として参加するのがグランドルールです．

持続可能な形で，住民の暮らしの安心やホッとできる環境づくりという声が挙がり，議論を重ねて，時間外の電話対応を開始し，診療所内にサロンを開設しました．医療者にも働きたいと思ってもらえる医療機関になるために，負担感なども含めて多面的に検討しており，これまでのところ大きな問題は生じてはいませんが，今後も取り組みの是非は民主的にこの会で報告し進めていきたいと思っています．

地域医療現場で医学生と健康の社会的決定要因（SDH）を学ぶ

小曽根 早知子

筑波大学医学医療系　地域総合診療医学

地域医療現場で医学生に健康の社会的決定要因（Social determinants of health; SDH）を教えることは奥が深い．

健康は，個人の生物学的因子だけでなく社会的因子にも大きな影響を受ける．筑波大学医学類では SDH に関して，2018 年度より，5 - 6 年次の総合診療科・地域医療実習（必修）に取り入れている．学生は 4 週間の実習で SDH のレクチャー

を受け，様々な地域医療現場で，診療だけでなく地域診断，健康教室，住民インタビューなどを行い，その中で出会った事例について SDH の視点でその背景を考察する．最終日にはそれぞれの事例について教員を交えてグループ発表で共有する．学生たちの発表は大いに盛り上がり，しばしば時間が足りなくなってしまう．

この SDH 教育には教員側も試行錯誤しながら

取り組んでいる．私自身も地域で診療する総合医としてSDHの視点に親和性は高いのだが，学生の発表を聞く中で，SDHの時間的・空間的幅広さや，見えていない要因の存在についてしばしば気付かされる．「傍から見るとこの人の健康問題の背景には教育や社会格差の問題があると思うけど，本人はそれを問題だとは認識していない．」

では医療者の役割とは何だろう？と改めて学生と一緒に考える．自身の診療を見つめ直し，社会の中での医療者の役割を再考し，SDHに関して医学生にどのように何をどこまで伝えればよいかを考える．SDH教育を通して学生と共に学びを深め，より良い医療の提供，より良い社会の構築に貢献できたら嬉しく思う．

「愛媛家庭医療倶楽部　続報」

原 穂高

愛媛医療生協，愛媛生協病院　家庭医療科，
CFMD レジデンシー・せとうち　プログラムディレクター

　7年ぶりにカイ書林さんのメルマガのジェネラリスト・リポートに寄稿します．愛媛県松山市の小さな小さな病院で家庭医・総合診療医を育てる仕事をしている原です．

　家庭医を志す専攻医や専門医，指導医の気楽な集まり，ゆるいサークル活動をめざして倶楽部と称しています．そんな倶楽部活動はなんやかんやで今年15年目を迎えます．

　毎週金曜日午後，外来のこと，病棟のこと，日常のこと，何でも教育指導医に相談できる単位を確保しており，専攻医や専門医になりたての医師にとって貴重なふりかえりの場になっています．専攻医たちにとって保障された最も有益な環境です．

　毎月，オンラインで家庭医療倶楽部・夜の部を開催して，日中多忙な指導医たちが臨床研究や教育，日常診療で感じたふとした疑問に関して談義しています．夜のことなので，たいてい話題は脱線して行くのですが，思いがけず新たな発想や知見を共有できることもあり醍醐味となっています．

　また2ヶ月に1回，運営するレジデンシー・せとうちのふりかえりの会を開催しています．所属する専攻医，指導医だけでなく，縁のあった専攻医や指導医のみなさんに参加してもらえるようにしています．ここ1年は新型コロナ対応でオンライン開催になったおかげで，遠く離れたメンバーも気軽に参加できるようになり，産休育休中の専攻医や興味ある医学生・初期研修医も参加しやすくなっています．

　7年前から進化しているところと言えば，何があるのだろう？相変わらず，四国の家庭医療のエッジを攻めつづけているところでしょうか．

　興味が湧いた方は愛媛家庭医療倶楽部へどうぞ遊びに来てください．オンライン参加もいいですが，病院近くに温泉を備えた素敵な宿泊施設が2カ所もありますからぜひそちらへ．定番の道後温泉もいいですよ．

　当倶楽部から才気あふれる家庭医がたくさん羽ばたきますように！

General なイシューは何かを探求する

土肥 栄祐

新潟大学 脳研究所

さて，ひょんなことから医学部に入り，ひょんなことから脳神経内科をやっておりました．が，時は初期研修が始まって2年目の時期に，たくさんの救急患者さんや高齢の方の複雑症例を経験し，脳神経内科ではサブスペシャリティーを選び切れず，基礎研究で学位を所得後は，大学病院でGeneral Neurology，および診断困難症例やICU入室ケースを主に担当しておりました．その中で，医療の狭間に落ちてしまった患者さんや，病態不明のケースなどを経験し，もっと深いところを学びたいと，基礎研究で約4年半の米国留学し，非常に幸運なことに多様性を受け入れつつ活かしてゆく文化，これにどっぷりと浸かるコトが出来ました．拙い私の経験の中で，臨床や基礎，それぞれの現場特有，また現場を問わない様々な多くの課題を体験して参りました．これらにアドレスするにはいろいろな方々との"協働"が必要と実感しおりますが，やはり幸運なことにたくさんの出会いに恵まれまして，継続して学び続けることができております．

2020年8月の帰国後は，驚くほどのスピードで技術革新が進んでいく中で，基礎研究では（歩みはゆっくりですが）新しい勉強を進めつつ，ベンチャー企業での診断補助ツール作成のお手伝い，オープンソースデータの活用法の学びや使い方の普及，海外留学している方々のサポートや連携，患者さんと医療者がよりフラットにコミュニケーションが取れる様な取り組み，などなど，拘りを持たず自分にとって新しいチャレンジをすることで新たな発見を得続けています．自然と，チャレンジをしている人たちを応援したい，と思う自分を見つけることもできました．

今一番力を入れていることは…，自分を含めたこの世界にとってのGeneralなイシューは何か？ということを探求しつつ，身近なイシューの拾い上げと，目の前でアドレスできる問題にコツコツ取り組んでいることでしょうか？個人的な考えですが，今後はいろいろなものが"民主化"されてゆき，より多様な生き方が許容され，個々人が生きやすい世の中に変わっていくのでは？と感じています．登り方はいろいろでしょうが，目指す先が良い方向でしたら，ちゃんと近づいている，と，自分の幸運さを信じて進んでゆきたいと思っています．

今後とも皆様のご指導・ご鞭撻を頂けましたら幸いです．

- -

ナースプラクティショナー（NP）の育成と活用

武田 以知郎

明日香村国民健康保険診療所 管理者

明日香村国民健康保険診療所は公益社団法人地域医療振興協会(JADECOM)が指定管理制度で運営している公設民営の施設です．

JADECOMではナースプラクティショナー（NP）の養成を行なっており，当診療所でも3名の地域実習を受け入れて来ました．また訪問現場では既にNPとのコラボも行っています．

NPは38の特定行為を認められていますが，気管カニュレの交換，膀胱瘻カテーテル交換，褥瘡デブリ，抗生剤の処方，創傷処置など，在宅医療

や日常外来ニーズとマッチングします.

初期研修医も受け入れていますが, NP の行為は研修医の内容と遜色ありません. 元々臨床実績のある看護師ですから空気を読む力も研修医より長けています. 話の長い患者で難渋している時には, NP がさりげなく別室に導きしっかり傾聴してくれます. 忙しいときの急患や外傷等でもファーストタッチしてくれて, 医師のストレスを軽減してくれます. 在宅現場でも不良肉芽を伴う褥瘡の外科処置は時間がかかりますが, NP にお願いすれば実に丁寧なケアをしてくれます. カテーテルトラブル時には緊急対応してくれるので, 診療中でも中断しなくても済みます.

NP は医師の働き方改革や看護師自身のモチベーションアップ, 何より患者さんのためにも重要な役割を果たしてくれると期待しています. 医師は医師としての役割を見つめなおし, AI や NP の役割を理解した上で積極的に活用していくべきと考えます.

薬剤師がジェネラリストであるために欠けている "かもしれない" こと

東 敬一朗

医療法人社団浅ノ川　浅ノ川総合病院薬剤部

薬剤師は医薬品のスペシャリストであり, ジェネラリストでもあります. 当然, 経静脈栄養 (PN) についても職能を発揮できなければなりません.

絶飲食中の患者にとって PN は食事に相当します. そのため, 投与エネルギー量はもちろん, あらゆる栄養素のバランスが個々に適したものであるべきです. しかし実際はそうではなく, 絶飲食中の患者に投与される PN の投与エネルギー量が 400 kcal/ 日未満で, かつ栄養素のバランスが良くない例も散見されます.

薬剤師は PN 組成中にビタミン B1 が入っているかどうかは必ずチェックしますが, 投与エネルギー量, 栄養素のバランスに関してはチェックできていないことがほとんどです. この原因として教育面などいくつかの点が挙げられるのですが, 結果として栄養に関して苦手意識をもつ薬剤師が多いためだと考えています. 残念ですが, これでは薬剤師が医薬品のジェネラリストであるとはいえない "かもしれません".

薬剤師は, 処方内容に疑義がある場合, 医師に問い合わせる義務があります. これは注射薬処方箋の PN 組成についても同じであるはずですが, それができていません. そこで, 私は薬剤師の苦手意識を克服することを目的とした PN 組成の立案に関するワークショップを行っています. 患者に適した PN の提供に貢献できるようになることは, 薬剤師が真の医薬品のジェネラリストであるために必要不可欠なことだと信じています.

超高齢社会におけるコロナ時代のジェネラリスト

加藤 雅也

地方独立行政法人広島市立病院機構　広島市立安佐市民病院内科・総合診療科

新型コロナウイルス感染症はだれが診る病気でしょうか．「当院は地域の高度急性期医療を守る使命があるからコロナ患者は受け入れられない」と拒否した病院がありましたが，地域医療を守る使命のない総合病院が存在するでしょうか．肺炎は呼吸器内科だ，自分は感染症の専門外だという医師もおられますが，ほんとうにそれで良いのでしょうか．新型コロナウイルス感染患者を診療したこともない指導医に初期臨床研修医はまず基本的診療能力を身につけなくてはならないといわれても説得力がありません．

当院の内科医は全員が専門医であり総合内科医であるという意思統一をしてきました．今回のCOVID-19流行に際して，当院では当初から呼吸器内科だけでなく，総合診療科，消化器内科，循環器内科，脳神経内科，糖尿病内科，血液内科のすべてがチームをつくり入院診療にあたっています．専門分化した現代においても医師である以上，逃げてはならない社会的責務があります．それが医師という国家資格です．

新幹線の車内アナウンスで医師を呼び出された時も，大きな自然災害が発生したときも，そして今回のような未知の感染症が流行したときも，逃げることなく使命感を持って診療にあたるのが医師だと思っています．

超高齢社会が到来した日本において，われわれ医療人の果たすべき役割は重要です．患者さんにとって最善の医療が何なのか，医師だけでなく多くの医療人がそれぞれの立場で「臨床倫理」を考え，チームとしてその方を最善の医療・介護へ導いていく，その過程で中心的存在として舵をとるのがほんとうのジェネラリストでしょう．

今こそが日本の医療の歴史的ターニングポイントです．

- -

ジョンズ・ホプキンス大学公衆衛生大学院を日本にて学ぶ

中村 琢弥

弓削メディカルクリニック 滋賀家庭医療学センター

家庭医／総合診療医としてのトレーニング後，私はさらなる学びを求めて，認定NPO法人健康医療評価研究機構が日本事務局を務めるジョンズ・ホプキンス大学（ Johns Hopkins University）公衆衛生大学院修士オンラインコースに所属しました．ここではその内容の一部を紹介してみたいと思います．

例えば，よくある統計手法はもちろん，公衆衛生問題を解決するための問題解決手法，各種社会問題分析などが多様なテーマが用意されていました．教育手法も工夫され，グループディスカッションなどテレビ会議システムを使用した双方向性の議論などがあり，英語力や内容の難易度含めて率直に私には歯ごたえのあるものでした．日本の同コースを学ぶメンバーとの交流の楽しさもありました．多くのセッションはオンラインもオフラインもほぼ同質で提供されるよう配慮され，今だからこそ新型コロナウイルス感染症の影響によってオンラインセッションが盛んですが，それ以前より遠隔教育システムを質高く構築したところに同

大学の教育力が垣間見えました.

私は修士研究テーマとして「Spending the end of life in their one's home in an aging society in Japan（高齢化社会がすすむ日本において終末期を在宅で過ごすには）」と称して，同領域についての先行文献分析および私が日頃活動する地域の在宅医療変遷をまとめるなど，大きな学びとなりました．公衆衛生領域と家庭医療／総合診療領域は親和性が高く，今後の自身の活動やその発信に大いに活かしていきたいものでした．これから同領域を学ばれる方にはぜひこのコースをオススメしたいと思います.

「地図づくりのススメ」

大矢 亮

耳原総合病院救急総合診療科

私は医学部卒業とともに生まれ育った長崎を離れ，堺の地にやってきました．耳原総合病院で初期研修を開始し，それからの17年間のほとんどはこの地で生活し働いています．今から思えばその時間は頭の中の地図にコツコツと手に入れた情報を描き加える17年間でもありました．今ではその地図が医療を行う上で大きな武器になっています．その足跡を振り返ることで少しでも読者の方の参考になればと思います.

17年前堺に来た当初は地名すら分からない土地で戸惑うことばかりでした．長崎であれば住所を聞けばどんな地域で生活をしているのかがある程度分かりますが，それが一切ない中で生活や地域を意識して医療を行うことは本当に難しかったです．それでも少しずつ地名が頭の地図に残るようになり，特に9年目に訪問診療を始めてからは地名だけでなく地域の環境や雰囲気を地図に描き加えることができるようになりました．さらに他の医療機関，救急隊，介護福祉関係など顔の見える関係性が増える度に地図上に多くのつながりを加えることができ，BioだけでなくPsycho-Socialな面でも診療の幅がどんどん大きくなることを実感できました.

次の大きな転機は「ジェネラリスト教育コンソーシアム vol.15　ケアの移行と統合の可能性を探る」の原稿でした．執筆のために行政資料を中心に周辺地域の医療状況に関連する情報を読み漁ることで地図に細かい医療データベースを収載でき，さらにその地図を俯瞰的に眺める視点を手に入れることができたように感じます.

COVID-19の襲来はそれから約1年後でしたが，この地図がなければ地域の中で果たすべき役割を考えて動くことはできなかったと思います．前後して医師会でも仕事をする機会をいただき，医師会や行政の方々とつながることでさらに地図の情報量はさらに豊かなものになっています.

私はここまで出会いとタイミングに恵まれ内容豊かな地図を作成してくることができました．これまでは私個人の診療のための地図でしたが，これからは病院が地域の中で連携して貢献するために使える地図になるようバージョンアップしていきたいと考えています.

YouTuber になってみないか⁉

大武 陽一

伊丹せいふう病院

　SNS での発信を本格的に始めて 3 年目になる.

　最初は SNS ではなく, 医療者自身がオウンドメディアを持つ時代と考え, Blog から手を付けたが, ほとんど見られず…. 失意で始めたのが Twitter だった.

　Twitter の登録は今から 10 年以上前に遡る. しかし, 当初は使い方が分からず, 8 年近く, ほぼ触っていなかった. 転機は 2019 年, ふとしたことで Twitter の有効な活用方法を知り, 本格的に SNS 運用を始めた. その後, 現在は YouTube, Instagram, Clubhouse などで, さまざまな医療情報を発信している. YouTube 登録者は 1 万 7 千人 (2021 年 5 月現在), SNS 総フォロワーは 2 万 5 千人を超えた. SNS は炎上や誹謗中傷など, ネガティブな点が注目されがちではあるが, 非常に有用な一次情報の発信ツールでもある. SNS 毎にユーザー層の違いや, 特徴があり, SNS によっては非常に危うい医療情報が蔓延しているものも少なくない. これらに我々ができることは, 我々自身が情報発信をすることである.

　5 年後, 10 年後には更に多くの医療者が SNS での情報発信をする時代が来るに違いない.「医療情報の発信も立派な医業である」という先人の言葉に支えられて, 今の自分がある.

　あなたも YouTuber になってみないか⁉

解決策が見つからないとき何をするかを考える―石垣島での旅

立花 祐毅

沖縄県立八重山病院　総合診療科　医長

　カイ書林さんとは「Mapping Uncertainty in Medicine ～医療における不確実性をマッピングする」の翻訳依頼のご縁がありましてこの度, ジェネラリスト・リポートに寄稿しています. 沖縄県は南, 人口 5 万人の離島, 石垣島の総合病院で病院家庭医・総合診療医をしております立花でございます. 飛行機では沖縄本島よりも隣国台湾の方が近いという離島中の離島です. 10 年兵庫県で医者をしていましたがいくつかの偶然が重なってひょんなことから去年より地縁のない石垣島で過ごしております. 石垣島と聞けば, みなさまリゾート地, 優しい「うちなーんちゅ」, 癒しの島, 人の暖かさなどを思い浮かべられると思います. やはり自分のような「ないちゃー」にもこの亜熱帯気候の島に何かエキゾチックな魅力や特殊性を感じざるをえないです. げんに少し疾患のお話をすると「ないち」ではまず見ない糞線虫やシガテラ中毒, 重症減圧症, レプトスピラ症などの亜熱帯気候の疾患によく遭遇します. これだけでも「あー石垣にきてよかったな」と内科医として本能的に呼応してしまいます.　しかしコロナの流行を通して, 見かけの華やかさとは全く異なる離島ならでは社会的な問題や葛藤が見えてきました. 竹富島や与那国島などの小離島を抱える離島ならでは問題, シングルマザーやナチュラリストなどの貧困, 今までの自分の本土基準の捉え方では解決策がみつからないような問題が山ほどあるような気がしています. このあたりを突き詰めて言語化

していくことに自分は最近関心があります．この事象を突き詰める旅を通して，自分自身も見つめなおし，20年後に「ああ，あのとき石垣島で働いていてよかったな」と思えるような生活になれば良いなと思っています．

培ったジェネラルマインドを
教育，研究，地域社会活動において実装する

桑原 祐樹

鳥取大学医学部社会医学講座環境予防医学分野，助教
鳥取県公衆衛生アドバイザー

私は長崎医療センター家庭医療専門医研修を修了し臨床医を務めた後，教育・研究の分野で研鑽するため大学院へ進み，現在の所属で務めています．

業務の中心は教育（公衆衛生・疫学・地域実習），研究，地域社会活動です．

大学院在学中に英国へ留学し，日本と英国のプライマリケアの公衆衛生上の役割や位置づけについて学びました．特に英国では，根拠に基づいた医療政策のために質的研究を重要視し，量的研究も可能とするデータ構築がなされている点が衝撃でした．

現在，飲酒や喫煙の疫学研究に携わりつつ，県の国保データベース等を活用したヘルスサービス研究に挑戦しています．臨床医として，個々の患者さんに質の高い医療を提供することを追求してきましたが，今後は地域レベルで適切な医療サービスが効率的に公平に届けられているかを追求し，学術的な知見を発信していきたいと考えています．

地域での医学教育実習に携われることも今の仕事の魅力です．生物心理社会的視点を持ち，急性期から終末期までのケアを意識し，多職種と連携し，全人的・包括的な医療を提供できる医療従事者の育成を目指す上でこれまでの経験が活きていると感じます．教育の方略を工夫し，将来様々な専門分野で活躍していく学生と地域で学んでいます．

コロナ禍となり，現場で診療や運営に従事することの尊さを日々考えさせられます．今後地域で課題や疑問を抱えられる先生方と，地域活動や臨床研究をご一緒できると嬉しく思います．

Journal Club

アルコール飲料の種類別の尿酸値に対する影響について

岡田 優基

パナソニック健康保険組合　松下記念病院　糖尿病内分泌内科/総合診療科

Hyon K Choi and Gary Curhan: Beer, liquor, and wine consumption and serum uric acid level: the Third National Health and Nutrition Examination Survey. Arthritis Rheum. 2004;51:1023-9.

対象：NHANES III（米国のナショナルデータ，The Third National Health and Nutrition Examination Survey (1988–1994)：男性 6,932 人・女性 7,877 人）

方法：Cross-sectional study, 線形回帰及び重回帰分析を使用

* アルコールの種類はビール・蒸留酒・ワインで区別

* 多変量解析は，性；年齢；摂取エネルギー量；肉類・シーフード・乳製品の摂取量;BMI; 利尿薬・β ブロッカー・高尿酸血症治療薬の使用；高血圧・高尿酸血症の既往；血清クレアチニン値，で補正

結果：1 日 1 serving 当りビール・蒸留酒では非飲酒者と比較して, 血清尿酸値 + 0.46 mg/dl [95% 信頼区間 (CI)：0.32, 0.60] ・0.29 mg/dl [95% CI：0.14, 0.45], と有意な増加を認めたが，ワインでは 血清尿酸値の有意な増加は見られなかった (0.04 mg/dl [95% CI –0.20, 0.11]).

※ 1 serving = ワイン 5 ounces, ビール 12 ounces, hard liquor (whiskey, vodka, tequila, gin) 1.5 ounces

＜ Limitations ＞

・飲酒の種類及び量，並びに高尿酸血症の既往や治療薬の有無が自己申告であること

結論：血清尿酸値はビール・蒸留酒では摂取量と共に有意な増加したが，ワインでは有意な増加は認められなかった.

コメント

　尿酸値とアルコールの関係は意外なことに evidence が確立されたものではありません。"常識"のように，アルコールを飲めば尿酸値が上がると思われていますが，実際は質の高い前向きコホート研究などの観察研究はあまり多くありません.

　高尿酸血症のガイドラインに近いものが欧米にもありますが，一言で要約すると "食事指導をしても実は血清尿酸値は変わらないかもしれない" というスタンスで記載されているものが多い印象です。（つまりこの論文を悪用？すれば，「尿酸値が高いのでお酒は控えましょうね」という栄養指導に対して『確かに，ビールと蒸留酒は観察研究でそうだったかもだけど，ワインでは有意差はなかったぜ，そもそも介入研究はほとんどないぜ』と反論？できます）

　尿酸とアルコールの関係については今回紹介した論文でも記載されているよう男女での交互作用（こちらの方が "常識" と言えるかもしれない）があることが言われています.

　本研究は，その尿酸値及びアルコールの関係の領域での研究を進めるにはアルコール飲料の種類まで考慮しなければいけないことを示唆しています.

　アルコールと尿酸値の関係の領域はまだまだ "質の高い観察研究" が十分になされていないと言えます.

高齢者の高血圧におけるカルシウムチャンネル拮抗薬から
ループ系利尿薬の処方カスケード

原田 拓

昭和大学江東豊洲病院 総合診療科

Evaluation of a Common Prescribing Cascade of Calcium Channel Blockers and Diuretics in Older Adults With Hypertension JAMA Intern Med. 2020 Feb 24;e197087.

カルシウムチャンネル拮抗薬 (Calcium Channel Blockers:CCB) は高血圧に頻用される．有害事象の頻度が少なく定期的なモニタリングが不要なのがメリットだが副作用で末梢性浮腫は 2-25% で発生する．CCB による浮腫は体液過剰によるものではないので，利尿剤を使用すると転倒，尿失禁,AKI,電解質異常につながる．そのため処方カスケードのパターンを知ることは不適切な処方や薬剤による有害事象の防止につながる．

2018 年の観察研究 (J Am Pharm Assoc. 2018; 58(5):534-539.e4.) で CCB →利尿薬の処方カスケードのエビデンスが認められたが,ほかの薬剤との比較やフォローアップなどのデーターはなかった．そのためデーターベースを用いて CCB の処方とループ利尿薬の処方をフォローアップやほかの薬剤との比較をふくめ評価するコホート研究が行われた．

▌内容の要旨

重要性：カルシウムチャンネル拮抗薬 (Calcium Channel Blockers: CCB) は高血圧によく処方される薬であるが末梢性浮腫を引き起こす可能性がある．処方カスケードは浮腫が新しい疾患と誤って解釈され,治療のために利尿剤が新規に処方され発生する．この処方カスケードが人工レベルで発生する程度はよくわかっていない

目的：高齢者の高血圧において新規に CCB がされ，その後の新規のループ利尿薬の処方を評価する．

設計,設定,参加者：人口ベースのコホート研究，2011 年 9 月 30 日から 2016 年 9 月 30 日の間にカナダのオンタリオで 66 歳以上の高血圧症の成人に対する新規処方のデータベースを使用した．分析は 2018 年 9 月から 2019 年 5 月に行われた．

暴露：CCB が新規に投与された群は次の 2 つのグループと比較された

①：ACE 阻害薬か ARB を新規に投与された群

②：無関係な薬が新規に投与された群

主な転機と評価：転機はフォローアップの 90 日以内にループ利尿薬を投与された人,Cox 比例ハザードモデルを使用した．

結果：66 歳以上の高血圧に対して新規に CCB を処方された 41,086 人,ほかの降圧剤を投与された 66,494 人,無関係な薬剤を新規に処方された 231,439 人が含まれた．処方された日時点での平均年齢は 74.5 歳，56.5% は女性．90 日時点でループ利尿薬を投与された割合は CCB 群で高かった (1.4% vs. 0.7% と 0.5%)．調整後,CCB 群はループ利尿薬を投与される割合が高かった，ACE 阻害薬や ARB 投与群 (最初の 30d HR 1.68,31-60d で HR 2.26,day61-90 で HR 2.40), 無関係な薬を処方された群 (最初の 30d 2.51,31-60d で HR 2.99,day61-90 で HR 3.89)．この関連性はわずかに衰えはあるものの 90d から 1 年のフォローアップでも持続し,CCB をアムロジピンに限定しても同様だった．

結論と関連性：高血圧に対して新たに CCB を投与された高齢者はループ利尿薬を投与されやすい．CCB が広く使用されていることを考えると,害を及ぼす可能性のある不必要な薬物の処方を減らすためにこの処方カスケードに対する臨床医の意識を高めるための介入が必要である．

医療的ケア児の家族をケアする

三浦 弓佳[*1]　金子 惇[*2]

[*1] 浜松医科大学　地域家庭医療学講座　家庭医
[*2] 横浜市立大学大学院データサイエンス研究科ヘルスデータサイエンス専攻・
プライマリ・ケアリサーチユニット

Mariecel Pilapil, Daniel J. Coletti, Cindy Rabey, David DeLaet, Caring for the caregiver: Supporting families of youth with special health care needs. Current Problems in Pediatric and Adolescent Health Care. 2017; 47(8):190-199.

私は人口約3万人の静岡県御前崎市にあるしろわクリニックの医師である．日々，家庭医として，外来や予防医療，在宅診療を行なっている．
実はこの度，当院で小児在宅の受け入れを開始することとなった．医療的ケア児は年々増える傾向にあるが，一方で医療的ケア児の在宅診療を行っている医療機関はまだまだ少ないようである．今回受け入れる医療的ケア児Aさんは，当院の受け入れが決まるまで，何件も断られたそうだ．退院前カンファレンスでは両親とAさんの姉へのケアについても話題が上がった．
そこで今回は医療的ケア児の家族をどうケアするかについての論文を紹介する．

要旨：医療的ケア児(Youth With Special Health Care Needs: YSHCN) を介護する人の負担は食事，入浴，着替え，排泄，薬の投与，治療など多岐にわたる．介護者は直接的なケアに週11 ～ 12時間，ケアの調整に週2時間を要している．介護者の負担は介護を行うことによる肉体的,精神的,経済的な負担と定義され，多次元的な概念であるとされている．
　介護者は一般の人に比べて，不安や抑うつなどの精神疾患を呈する可能性が高く，精神保健サービスを利用する人は約2倍である．身体的には，腰痛，片頭痛，胃潰瘍，喘息などを訴える割合が一般の人々よりも有意に高いという報告がある．

YSHCN の介護をすることは家族の関係に影響を与える．家事をする時間の確保，家族のコミュニケーション，問題を解決するために協力することなど，より大きな家族システムで管理することが必要で，そのことで家族機能がよくなることもあるが，逆に悪くなることもある．夫婦の役割，児の介護の分担で対立することもあり，夫婦仲に影響を与える．
　経済的負担も重要な課題で，介護者の自己負担[特別食(粉ミルクなど)，自費で購入しなければいけない物品，特別な衣服，住居改造など]は増えている傾向がある．国の補助制度を利用して経済的支援を受けることもできる．
　介護者が経験する身体的・心理的負担に対処するためには，レスパイトケアの選択肢があるが十分に活用されているとは言い難い状況もある．医療従事者は，利用可能な多くのリソースを把握し，児とその家族がこれらを利用できるように支援することで，児と家族の転帰を改善する努力が必要である．

▌コメント

　今回受け入れる児をケアすることは，その家族や周辺の人々をケアすることなしでは成り立たないのだな，と改めて肝に銘じました．私が専門とする家庭医は，「家族をみる」専門家ともいえます．家庭医の「らしさ」を活かし，小児在宅にチャレンジしたいと思います．(三浦)

　うちにはダウン症を持っている子がいて，この論文にあるほど多くのケアが必要なわけではないですが，通院や療育，自宅での療育，投薬など定型発達の子に比べるとやることがたくさんありま

す．夫婦の役割，住む場所，仕事の仕方なども一から考えることが多く，当事者家族にならないと分からないことがたくさんあるんだなと改めて感じています．

そういう意味で，実際の患者さんの生活の変化やよく起きる課題を取り上げているこういう論文は目の前の患者さんを理解するのにとても有用だなと思いました．（金子）

目の前に現れる患者は，さまざま障壁を乗り越える能力を発揮してきた人

西岡 大輔

大阪医科薬科大学研究支援センター医療統計室　助教
南丹市国民健康保険美山林健センター診療所　所長

Levesque JF, et al. Patient-centred access to health care: conceptualising access at the interface of health systems and populations. Int J Equity Health 2013;12(1):1-9.

内容の要旨

本論文は，住民が医療機関にアクセスし，良好なアウトカムが得られるまでの「障壁」と個人の「能力」を概念化したものです．Levesque らによると，健康に関する必要かつ適切な情報にアプローチできる可能性（しくみ），健康上の課題に対して医療を受けるべきかという文化的な規範，地理的，時間的な医療サービスの利用可能性，受診にかかる直接費用と間接費用，それにより生じる本来得られたはずの費用（機会費用），医療機関の技術的，対人関係の質や協調性，継続性などが障壁として挙げられています．一方で，障壁を超えるための個人の能力として，健康上のニーズを認知する能力，医療による支援の必要性を受け止め，検索する能力，必要な医療に到達する能力，費用や時間を支払う能力，医療ケアに従事する能力などが挙げられています．その結果，患者の健康，満足度，経済的アウトカムが向上するとまとめられています．

コメント

筆者は，医師・社会福祉士の資格をもつ，公衆衛生の研究者です．筆者がこれをみたとき，立場による支援方法の違いがよくわかるモデルだと感じました．それぞれの視点を紹介すると（オーバーラップするところはありますが），医学は障壁を越えるために不足している個人の能力を指導・向上させます．公衆衛生学はその障壁を小さくするように働きかけます．社会福祉学は，障壁を乗り越える能力を発揮できた人の強みを伸ばします．社会福祉学の視点から私たちが学べることは，私たちの目の前の患者は，数ある障壁を乗り越える力を発揮してきた人だということです．そのような患者を，私たちは無意識的な言動で傷つけてしまい，患者の受診中断につながってしまう可能性があります．個人の能力を下げ，障壁を高くしてしまうのです．日常診療に埋め込まれている無意識的な差別・偏見に自覚的になることが，効果的な支援関係の構築に役立つかもしれません．

無料低額診療事業の利用者の追跡研究：
京都無低診コホートより

西岡 大輔

大阪医科薬科大学研究支援センター医療統計室

Nishioka D, Tamaki C, Fruita N, Nakagawa H, Sasaki E, Uematsu R, Ozaki T, Wakata S, Kondo N. "Changes in health-related quality of life among impoverished persons in the Free/Low-Cost Medical Care Program in Japan: Evidence from a prospective cohort study." J Epidemiol. 2021. https://doi.org/10.2188/jea.JE20210005

近年，健康の社会的決定要因の重要なひとつの要因である患者の経済的な困窮へのアプローチが注目されている．経済的に困窮している患者に対して，医療費を減免する制度は複数あるが，よく知られている制度に生活保護制度の医療扶助がある．しかし，生活保護の利用は，申請主義に基づいており，厳格な基準や条件がある．さらに福祉事務所による資力調査を受ける必要がある．そのため，利用までに時間がかかるだけでなく，物質的，心理社会的な障壁は少なくない．一方，無料低額診療事業（無低診）は，医療機関が独自の基準で患者の医療費の自己負担を減免できる社会福祉制度で，近年利用者や実施医療機関が増加するなど注目されてきた．しかしその利用者の実態と経済的支援の効果は把握されておらず，制度の必要性や妥当性に関する政策議論も散見されていた．そこで筆者らは，京都府の1法人と無低診利用者のコホート研究を実施した．本稿ではその結果の一部を紹介する．

内容の要旨

背景：無料低額診療事業(無低診，Free/Low-Cost Medical Care: FLCMC)は，経済的に困窮する患者の医療費の自己負担分の支払いを医療機関の基準によって減免できる社会福祉制度である．貧困は，経済的困窮だけでなく社会的孤立などを含む多次元的な概念であり，無低診の利用者の生活の質を向上させるためには，経済的な援助に加えて社会的な援助が必要である．しかし，誰にどのような援助を提供すべきかを議論するためのデータはなかった．そこで私たちは，無低診の利用者を追跡し，健康関連QOLスコアの変化を社会背景ごとに記述した．

方法：2018年7月～2019年4月に公益社団法人京都保健会の医療機関で無低診を新たに利用した患者を6ヶ月間追跡した．患者に対する無低診の適用を審査する際に，患者の社会経済的な情報と健康関連QOL(SF-8)に関するデータを収集した．健康関連QOLスコアの6ヶ月後の変化量を算出し，社会背景ごとに分析した．

結果：年齢，性別，医療機関，初回審査時の健康関連QOLスコアを調整した分析では，所得が少ない人ほど身体的スコアおよび精神的スコアが改善していた（1000円所得が少なくなるごとに，身体的スコアでは0.09，精神的スコアでは0.04の改善）．ひとり暮らしの利用者では誰かと同居している場合に比べて，健康関連QOLスコアが改善しにくい傾向があった．

結論：無低診による支援は，所得が少ない人により効果的であった．所得が少ない人ほど健康を損ねやすく，医療費の家計に占める相対的な割合が大きくなる傾向を踏まえると，医療費が無料になることにより健康資源に投資できる余裕が生まれる可能性があった．一方で，医療費への経済的な支援だけでは，社会的な孤立とも関連のある独居の生活困窮者の健康を保障するには不十分な可能性があった．

コメント

コロナ禍において，経済的に困窮している患者を診察する機会が増えていることは想像に難くない．無低診という制度を通じて，医療に関する経済的な支援を実施するとともに，無低診の利用者の社会背景（世帯構成など）に注目し，利用者それぞれが持つニーズを理解し援助することも重要な可能性があった．生活困窮者に関わる地域のさまざまな支援機関と連携し，医療だけでなく多面的な生活支援につなげていく社会的処方を進める重要性が示唆された．

ラジオ体操が糖尿病患者の筋力低下予防に有効？

岡田 博史

松下記念病院　糖尿病・内分泌内科，総合診療科

Japanese radio calisthenics prevents the reduction of skeletal muscle mass volume in people with type 2 diabetes.
BMJ Open Diabetes Res Care. 2020 Feb;8(1).

　誰もが小学校の頃に経験したであろうラジオ体操が糖尿病患者さんの筋力低下予防に有効であるという論文を紹介します．この原稿を書いているのは2020年4月ですがCOVID-19が猛威をふるっています．私の外来でも多くの糖尿病患者さんが自粛のため運動不足でコントロールが悪化しています．ラジオ体操なら自宅でも簡単に取り組めそうですね．

要旨: 糖尿病治療においてサルコペニアは，転倒や骨折，寝たきりなどにより生活の質を低下させうる大きな課題の一つである．入院生活は筋力の低下につながる可能性があるが，京都府立医科大学，内分泌・代謝内科学の木村智紀氏，福井道明氏らは血糖コントロール目的に入院した2型糖尿病患者42名のうち，ラジオ体操第二を朝夕と1日2回する群（15名）としない群（27名）に分けて，入院時と退院時の筋肉量を後ろ向きに検討した．入院時の年齢，HbA1c，BMI，骨格筋量指数などは両群間で有意差は見られなかった．

　両群ともに入院中の体重は低下した．ラジオ体操をしなかった群では，骨格筋量指数や除脂肪体重は有意に減少したが，ラジオ体操をした群では減少しなかった．骨格筋量指数の入院中の変化量はラジオ体操をした群としなかった群で二群間での有意差を認めた（-0.01 ± 0.00 vs -0.27 ± 0.06 kg/m2, p=0.016）．また，ラジオ体操をしなかった群の85.2% (23/27人) に骨格筋量指数の低下を認めたが，ラジオ体操をした群では46.7% (7/15人) の低下に留まった．さらに，上肢や体幹の筋肉量はラジオ体操をしなかった群では有意に低下したが，ラジオ体操をした群では有意差はないものの増加傾向にあり，入院中の体脂肪は有意に減少していた（-1.01 ± 0.32 kg, p<0.001）．低血糖，転倒，骨折，筋肉痛などの有害事象は認めなかった．両群で入院中の血糖コントロールの有意差は認めなかった．

コメント

　近年本邦の糖尿病患者は高齢化しており，低血糖のリスク回避や，サルコペニア・認知症の進行予防はADL・QOLの維持において大きな課題となっている．筆者らは本研究でラジオ体操第二を選択しているが，ラジオ体操第二は第一と比べてやや運動強度が強く，筋力維持には向いているのであろう．いずれにせよラジオ体操は短時間かつベッドサイド等屋内で高齢者でも可能な体操であり，糖尿病患者の筋力維持の選択肢の一つとなり得る可能性がある．

多剤耐性菌発生のリスクと制酸薬との関連の評価：
システマテックレビューとメタアナライシス

水谷 佳敬

さんむ医療センター　総合診療科・産婦人科

Roel P J Willems, et al. Evaluation of the Association Between Gastric Acid Suppression and Risk of Intestinal Colonization With Multidrug-Resistant Microorganisms: A Systematic Review and Meta-analysis. JAMA Intern Med. 2020 Feb 24; 180(4): 561-571.

背景：制酸薬は胃酸の分泌を抑制し，腸内細菌叢を乱すとされている．しかし，制酸薬が多剤耐性菌定着のリスクを増加させるかどうかは不明である．

目的：制酸薬と多剤耐性菌定着の関連を系統的に調査し，現在のエビデンスにおけるメタアナライシスを行った．

方法：ヒトにおける観察研究（症例対象研究，コホート，横断研究）で，多剤耐性菌定着のリスクを制酸薬使用者と非使用者の間で定量化した研究を選別した．2人の研究者により選別基準の評価を行い，見解の不一致については第三者によるコンセンサスで対応した．

メインアウトカム：プライマリーアウトカムとして，多剤耐性菌定着の有無を調査した．多剤耐性菌は腸内細菌目細菌（ESBLs，カルバペネマーゼ，プラスミド媒介性 AmpC ベータラクタマーゼ），VRE，MRSA，VRSA，MDRP，MDRA とした．

結果：26 の観察研究が含まれ 29,382 名の患者（うち制酸薬使用者は 11439 名 [38.9%]）が選別基準を満たした．12 の研究を含めた 22,305 名の患者による調整オッズ比からは制酸薬は腸内細菌目細菌と VRE の約 75% の増加（OR = 1.74; 95% CI, 1.40-2.16; I2 = 68%）と関連していた．結果は全 26 研究の調査結果と近似していた (OR = 1.70; 95% CI, 1.44-1.99; I2 = 54%)．研究間の異質性は研究条件や制酸薬の種類による影響として部分的に説明できた．

結論：制酸薬は多剤耐性菌定着の増加と関連していた．観察研究という制限はあるものの，交絡因子はコントロールされ，結果は妥当であると考えられる．国際的な耐性菌の増加という観点から，不要な制酸薬を抑制する管理が多剤耐性菌定着の防止に寄与すると考えられる．

┃ コメント

　本邦においても制酸薬が処方されているケースは多く，また長期にわたって継続処方されているケースが珍しくない．本研究からは制酸薬による多剤耐性菌定着によって，総死亡率に影響を与えるか，また制酸薬を中止したことで耐性菌の定着が減少するかについては不明である．しかしながら，例えば PPI では誤嚥性肺炎や認知機能の低下，骨折の上昇，総死亡の上昇などとの関連が報告されており，制酸薬の開始および継続について改めて考えさせられる研究といえる．広域抗菌薬の使用については院内で届け出制・許可制となっている医療機関も多いと思われるが，制酸薬についても何らかの管理システムの導入が今後のエビデンスの蓄積によって提唱されるのかもしれない．

コロナ禍が2型糖尿病患者の生活習慣や
血糖コントロールに及ぼす影響

岡田 博史

松下記念病院　糖尿病・内分泌内科，総合診療科

Effect of coronavirus disease 2019 pandemic on the lifestyle and glycemic control in patients with type 2 diabetes: A cross-sectional study. Endocrine Journal 2020 Sep 29.

　20020年12月，COVID-19第3波の真っただ中です. 各地で医療崩壊に対する警鐘が発信され，私の病院でも多数の感染者の方が受診されています. 感染予防目的に行われた自粛要請は一定の効果はあったものの，活動量の低下などにより海外ではうつ病の増加が報告されています. 生活習慣病の患者さんにはどのような影響があるのでしょうか？本日は日本人2型糖尿病患者さんにおいてコロナ禍によって生活習慣や血糖コントロールがどのように変化したかを検討した論文を紹介します.

要旨： COVID-19感染症が蔓延しているが，2型糖尿病患者のメンタルヘルスや生活習慣に及ぼす影響は不明である. 京都府立医科大学大学院医学研究科内分泌・代謝内科学の宗川ちひろ氏，細見由佳子氏，橋本善隆氏，福井道明氏らはCOVID-19感染症の蔓延が2型糖尿病患者の生活習慣および血糖コントロールに与える影響を調査した. 外来通院中の患者203名を対象に，2020年4月16日から2020年5月1日までの期間にアンケート調査を実施し，各項目と体重およびHbA1c値の3ヶ月間の変化との関連を検討した. アンケートは，ビジュアル・アナログ・スケール（VAS：0＝かなり減少，5＝変化なし，10＝かなり増加）を使用し，COVID-19感染症の蔓延によるストレスレベル，睡眠時間，運動量，食事摂取量，間食，惣菜の摂取量の変化を点数化した.

　その結果，ストレスの増加，運動量の低下および間食の増加をそれぞれ41.9％，53.7％，18.2％の患者で認めた. ストレスの増加と運動量の減少や食事摂取量の増加，運動量の減少と間食・惣菜摂取の増加は関連していた. また，運動の減少や間食の増加と体重増加，食事や惣菜摂取の増加とHbA1cの悪化に関連を認めた. これらの関係は元々運動習慣がない患者で顕著であった. COVID-19感染症の蔓延によりストレスの増加や生活習慣の変化を経験した患者が多く，これらの変化が体重の増加およびHbA1c値の上昇と関連していた. 糖尿病患者はCOVID-19に感染した場合，血糖コントロールが悪いと重症化・死亡リスクが高いことが報告されているため，血糖コントロールの悪化を防ぐためにも，ストレスや生活習慣因子の管理には一層注意を払う必要がある.

■ コメント

　近年我が国の糖尿病患者は高齢化しており，サルコペニア肥満の進行予防はADL・QOLの維持において大きな課題となっている. ステイホームによる個々人の活動量の低下は筋肉量の低下，筋力低下および体重増加，つまりサルコペニア肥満の進行につながる恐れがある. 筆者らは本研究でコロナ禍においてストレスの増加や生活習慣の変化を経験した患者が多く，これらの変化が体重の増加および血糖コントロールと関連していたと報告している. より一層，生活習慣の変化には注意を払う必要があるが，個々人の生活習慣の維持，改善を支援する社会の仕組みやアプリケーションなどIoTツール等の開発が必要ではないだろうか.

Journal Club

転倒予防の有意差を出すために組まれた前向き多施設大規模研究が Negative に終わった STRIDE 試験 ―なぜ Negative に終わったか

原田 拓

昭和大学江東豊洲病院 総合診療科

▌前置き

ここ数年で転倒や骨折に関するエビデンスの不確実性が顕著になっており,以前推奨されていた転倒予防目的の VitD はなくなり現在の推奨は下記になる.

□ 転倒予防に関して (JAMA. 2018 Apr 24;319 (16) : 1696-1704.)

・65 歳以上か転倒のリスクが有る人に運動による介入が推奨される

・65 歳以上で転倒のリスクがある人には選択した多因子介入を推奨する (介入が適切かどうかは臨床状況や患者さんの価値観 / 好みに基づき考慮する)

・(骨粗鬆症や VitD 欠乏がない)65 歳以上の成人に対する VitD 補充は推奨されない.

□ 骨折予防に関して (JAMA. 2018 Apr 17;319(15) :1592-1599)

・閉経後の女性に対する 400 U/day の VitD と 1000mg/d の Ca 補充のメリットとデメリットの評価は現在のエビデンスでは不十分

・閉経後の女性に対して 400 U/day の VitD と 1000mg/d の補充は推奨されない. ただしこの感過酷は脆弱性骨折,骨粗鬆症,VitD 欠乏,転倒リスクが高い人には適応されない

そしてそんな中近年行われた主な大規模研究に転倒リスクが高い 70 歳以上の成人を対象に転倒予防の訓練をうけた看護師が行う多因子介入でも重篤な転倒は減少しなかったとする STRIDE 試験 (N Engl J Med. 2020 Jul 9; 383(2): 129-140.),転倒リスクが高い 70 歳以上の成人に対してアドバイス,運動,多因子介入の 3 群比較を行っ

ても骨折の減少で有意差がでなかった結果に終わった preFIT 研究 (N Engl J Med. 2020 Nov 5;383(19):1848-1859.Health Technol Assess. 2021 May;25(34):1-114),どちらも Negative study で終わった.

▌STRIDE 研究はなぜうまくいかなかったか

Barriers to implementation of STRIDE, a national study to prevent fall-related injuries Reckrey JM, Gazarian P, Reuben DB, Latham NK, McMahon SK, Siu AL, Ko FC. J Am Geriatr Soc. 2021;69(5):1334-1342.

目的: 高齢者を対象とした複雑なケアモデルの評価には介入の実施状況を同時に評価することが有効である. STRIDE (Strategies To Reduce Injuries and Develop confidence in Elders) 研究では高齢者の重篤な転倒傷害を減らすための多因子介入の効果を評価した. 本研究では STRIDE で介入を阻む要因とそれ軽減するための取り組みのために何人かのステークホルダーへのインタビューを行った

デザイン: 質的インタビュー

設定: 転倒のリスクが高い人にプライマリケアを行っている診療所に併設された 10 つの臨床試験施設

参加者: 特別な訓練をうけ介入を実施した看護師 (Falls Care Managers:FCM)(13 人のインタビュー), 現場で研究を実施した研究スタッフ (グループインタビュー 10 件, 個人インタビュー 13 件), 中心のプロジェクト管理部と全国患者ステークホルダー協議会のメンバー (グループインタ

ビュー2件,個人インタビュー6件)

測定方法: 実施研究のための統合フレームワーク (CFIR) をつかった半構造化インタビュー

結果: STRIDE の介入を実施する上での8つの重要な障壁を特定した.FCM は,患者や家族との複雑な関係の中で,研究スタッフと協力しながら,限られた診療スペース,様々な医療従事者の賛同,医療従事者やスタッフの大幅な入れ替わりなどがあるプライマリケア診療所で介入を実施しました.患者個人や医療行為に関する介入のコストはこれらの障壁を増幅させた.これらの障壁を軽減するための取り組みは,それぞれのプライマリ・ケアの現場のニーズや機会によって異なっていた.

結論: 介入に対する多くの障壁は各地域での介入の効果に影響を与えた可能性がある.今後の実用的な試験では研究の介入がどのように臨床のケアに反映され高齢者の生活の改善をもたらすのか理解を深めることを同時に行うのを目指すべきである

介入の障壁としてあげられた8つの因子

・介入プロトコルは長期で多面的であった(適応性)
・介入看護師は通常ケアにはいなかった(複雑性)
・推奨される転倒防止策は患者にコストが発生する(患者のニーズとリソース)
・介入により医療者側の時間的余裕がなくなった(外部の政策やインセンティブ)
・介入には物理的なスペースが必要(構造上の特徴)
・介入にはプライマリケア医の参加が必要(実施環境)
・介入には多くの人やグループとの調整が必要(個人の属性)
・実務者からの賛同は得られたが優先順位が異なることが多かった(プラン)

コメント

高齢者医療の王道ともいえる包括的評価と多因子介入が Negative な結果に終わった STRIDE 試験.多因子介入であるがゆえに,多忙なプライマリ・ケアでの実行が難しかったり診療所や患者によって介入内容の差が生まれていた可能性が指摘されている.

多忙なプライマリ・ケアの現場での多因子介入を実施する際のさまざまな障壁が,診療所個々の違いをもたらし,仮説よりも低い治療効果の一因となった可能性がしめされた.なお,同じ大規模の転倒介入 pre-FIT 研究 (Health Technol Assess. 2021 May;25(34):1-114) でも多因子介入の再現性や介入標的の過ち,ハイリスク患者の特定のスクリーニングプロセスの失敗,介入の忠実性や希薄性,推奨項目の遵守に対する懸念などがあげられていた.

したがって RCT の内容をそのまま臨床現場に受け入れてよいかは,高齢者医療の多様さがゆえに判断が難しいといわざるをえない.エビデンスはあくまでエビデンスであり,目の前の患者にどう適応させるかは個別の症例毎に患者さんと相談しながら判断するのが良いと考えられる.

Journal Club

成人・小児における百日咳関連咳嗽の臨床的特徴と各症状の 診断精度：システマティックレビューとメタアナリシス

黒田 萌

富山大学附属病院総合診療科
SUNY Upstate Medical University MPH Program

Clinical Characteristics of Pertussis-Associated Cough in Adults and Children: A Diagnostic Systematic Review and Meta-Analysis.
Moore A, Ashdown HF, Shinkins B, Roberts NW, Grant CC, Lasserson DS, Harnden A.
Chest. 2017 Aug;152(2):353-367.

内容の要旨

背景： 百日咳は感染力が高く，乳児では致死的になるリスクがあり，成人では合併症や仕事への影響，地域での感染拡大の可能性もある．よって早期診断が重要だが迅速検査が存在しないため，現場では臨床症状からの判断が求められる．しかし，患者年齢，受診時期やワクチン接種の有無によって症状は非典型的となることが多く症状からの正確な早期診断は困難である．

目的： 百日咳の診断に有用な臨床症状を特定する．

方法： システマティックレビューとメタアナリシス．該当するデータベース内で 2016 年 1 月までに発表された研究を検索．該当する研究から，検査 (培養・PCR・血清学) によって確定された百日咳の陽性所見と陰性所見を比較．2 人の著者によりスクリーニング，データ抽出，質的評価とバイアスのリスク評価を行った．感度・特異度の推定統合値の算出には 2 変量メタアナリシスが用いられた．

結果： 1969 件の研究のうち，53 件を抽出．41 の臨床症状が診断精度の評価に用いられた．成人では発作性咳嗽の存在と発熱がないことは感度が高く (各 93.2% [CI, 83.2-97.4] と 81.8 % [CI, 72.2-88.7])，特異度は低かった (各 20.6% [CI, 14.7-28.1] と 18.8% [CI, 8.1-37.9])．一方，咳嗽後嘔吐と Whooping cough は感度が低く (各 32.5% [CI, 24.5-41.6] と 29.8% [CI, 8.0-45.2])，特異度は高かった (各 77.7% [CI, 73.1-81.7] and 79.5% [CI, 69.4-86.9])．小児における咳嗽後嘔吐は中等度の感度 (60.0% [CI, 40.3-77.0]) と 特 異 度 (66.0% [CI, 52.5-77.3]) であった．

結論： 成人では Whooping cough と咳嗽後嘔吐の存在は百日咳の可能性が考えられ，発作性の咳嗽がないこと，もしくは発熱の存在は百日咳を除外できる．小児では咳嗽後嘔吐は診断に重要ではない．

コメント

　コロナ禍ではありますが，慢性咳嗽の鑑別の一つとして百日咳が常に重要であることと，また，筆者自身がかつて勤務した小規模離島で百日咳のアウトブレイクを経験し苦労した経験からご紹介させていただきました．

　百日咳はワクチンで予防できますがその効果は 4 〜 12 年で減少することがわかっており，欧米では以前から追加接種が義務化され，日本でも 2018 年から日本小児科学会が学童期の追加接種を推奨しています．しかしまだまだ学童期の小児や成人から拡大する事例が多く存在します．そのため，多様な患者さんの対応を行うジェネラリストは，現場での早期診断と，予防接種の確実な推奨の両側面から対応する必要性があります．

　なお本論文では存在していない迅速検査ですが，実は 2021 年 5 月からイムノクロマト法による抗原検査が日本で保険適応になったばかりで，今後また百日咳の診断にも変化があると思われます．しかし臨床症状は変わらず重要なので，各症状の感度・特異度を考え診療に生かしてまいりたいと思います．

日本における社会経済的格差と
COVID-19のもたらす転帰の関連

黒田 萌

富山大学附属病院総合診療科
SUNY Upstate Medical University MPH Program

Yoshikawa Y, Kawachi I. Association of Socioeconomic Characteristics With Disparities in COVID-19 Outcomes in Japan. JAMA Netw Open. 2021 Jul 1;4(7):e2117060. doi: 10.1001/jamanetworkopen.2021.17060. PMID: 34259847; PMCID: PMC8281007.

背景： 欧米の先行研究では社会経済的因子とCOVID-19の転帰の間に関連があることが示されているが，アジア圏では国レベルでの分析は行われていない．社会経済的因子がハイリスクとなり得るかどうかを示すことは，ワクチンの優先接種対象に社会経済的弱者も含むなどの介入にも関わる重要な課題である．

目的： 日本における社会経済的因子とCOVID-19の転帰の格差の関連を分析する．

方法： 横断・県別・生態学的研究で，使用したデータはすべて公的機関発表のものである．COVID-19累積確定患者数・死亡者数を疾病負荷の指標とし，2021年2月13日までの日本国内47都道府県のCOVID-19確定患者数と死亡者数，人口，社会経済的要因のデータを解析した．社会経済的因子は，複数の公的データから抽出・統合したもので，変数として，平均年間世帯収入，ジニ係数，公的扶助受給者の対人口割合，学歴，失業率，人々と濃厚接触しやすい職業(医療，小売業，運輸交通・郵便，飲食業)に従事している人の割合，世帯の密集度，喫煙率，肥満率を用いた．各変数を五分位に分類した．都道府県別共変量として高齢化率，人口密度，人口当たりの急性期病床数を用いた．Poisson回帰モデルを用いてCOVID-19罹患率比・死亡率比と社会経済的要因に関連があるかを検討した．COVID-19アウトカムと社会経済

的因子の関連を算出したものをモデル1，それを都道府県別共変量で調整したものをモデル2，さらにモデル2を世帯収入(地域別の物価格差で調整)，ジニ係数，公的扶助の受給率，学歴，失業率で調整したものをモデル3とした．解析にはR(version 4.0.3)を用いた．

結果： 日本の全人口を含む全47都道府県の分析を行った．2021年2月13日時点で，412,126確定例と6,910死亡例が報告されていた．COVID-19の調整罹患率比・死亡率比は以下の地域で，各因子が最も高い/低い地域と比べて上昇していた．

・世帯収入が最も低い地域(罹患率比：1.45 [95% CI, 1.43-1.48] と死亡率比：1.81 [95% CI, 1.59-2.07])
・公的扶助受給率が最も高い地域(同 1.55 [95% CI, 1.52-1.58] , 1.51 [95% CI, 1.35-1.69])
・失業率が最も高い地域(同 1.56 [95% CI, 1.53-1.59] , 1.85 [95% CI, 1.65-2.09])
・小売業従事者の割合が最も高い地域(同 1.36 [95% CI, 1.34-1.38], 1.45 [95% CI, 1.31-1.61]),
・運輸交通・郵便業従事者の割合が最も高い地域 (同 1.61 [95% CI, 1.57-1.64] , 2.55 [95% CI, 2.21-2.94]),
・飲食業従事者の割合が最も高い地域(同 2.61 [95% CI, 2.54-2.68] , 4.17 [95% CI, 3.48-5.03])
・世帯密集度が最も高い地域(同 1.35 [95% CI, 1.31-1.38] , 1.04 [95% CI, 0.87-1.24])
・喫煙率が最も高い地域(同 1.63 [95% CI, 1.60-1.66] , 1.54 [95% CI, 1.33-1.78])
・肥満率が最も高い地域(同 0.93 [95% CI, 0.91-0.95] , 1.17 [95% CI, 1.01-1.34])

また，潜在的媒介変数(世帯密集度，喫煙率，肥満率)の中で，県別共変量と他の社会経済的変数

Journal Club

を調整した後も，高い喫煙率と肥満率は，高い死亡率比との関連を示した．

結論：本研究から，日本においても欧米に類似した社会経済的格差と COVID-19 の転帰の間の関連が見られ，社会経済的弱者であることは COVID-19 に対しても脆弱性を持つことが示された．他の国々でも多くの関連が示されてはいるが，そのメカニズムはまだ解明途中にある．先行研究からは，社会経済的不利と糖尿病や冠疾患など慢性疾患の有病率の関連や，炎症反応や免疫系との相関も可能性，また社会的脆弱性のあるコミュニティではソーシャル・ディスタンス維持の難しさ等も指摘されている．本結果をもとに，社会経済的弱者をワクチン優先接種対象者とすることなどの検討が望まれる．

コメント

　話題となった論文でご存じの先生も多いかと思われたのですが，Generalist にとって大変重要なスタディであると考え選ばせていただきました．平均寿命が長年世界のトップレベルにある日本でも，国内の健康格差，その背景にある社会経済的背景の関連は大きな公衆衛生的課題の一つとなっています．これが COVID-19 においても顕著に関連していたことが示されました．Social Determinants of Health を臨床家が意識し診療に取り入れることで，診療そのものの質改善，多職種連携による介入や，繰り返される入院の予防にも繋がると考えられます．自分も意識して行って参りたいと思います．

SNS の使用と乳幼児を育てている母親の孤独の関連

三浦 弓佳

静岡家庭医養成プログラム御前崎市家庭医療センターしろわクリニック　家庭医

Mandai M, Kaso M, Takahashi Y, Nakayama T. Loneliness among mothers raising children under the age of 3 years and predictors with special reference to the use of SNS: a community-based cross-sectional study. BMC Womens Health. 2018;18(1):131. Published 2018 Aug 16. doi:10.1186/s12905-018-0625-x

要旨：育児中の女性の孤独感は，母親自身の抑うつや健康状態の低下を招くのみならず，子どもの健康や虐待等への影響の恐れもある．この研究は，2014 年に滋賀県長浜市で乳幼児健診に来た母親を対象に自記式アンケートを行い，孤独感を従属変数とし，「経済的ゆとり」，「健康状態」，「内的作業モデル尺度安定尺度」，「託児の有無」，「家族」，「友人」，「ママ友」，「SNS」，「書籍雑誌利用頻度」，「スマートフォン使用時間」，「K6(心理的苦痛の尺度)」，を独立変数として重回帰分析を行なった

ものだ．孤独感は，改訂版 UCLA 孤独感尺度を用いて測定されました．内的作業モデル尺度とは愛着理論に基づいて開発された，対人関係の構築パターンを測定する尺度だ．その中の安定尺度は得点が高いほど他人からの援助を有効活用できるとされている．

結果：「経済的ゆとりの低さ」，「SNS，家族，友人との社会的つながりの低さ」，「内的作業モデル安定型の低さ（対人関係パターンを示す）」，「気分不安障害の可能性」，と孤独感には有意な関連が見られたという結果でした．著者は結論で「ティーンエイジャーである若い母親の孤独感は全体平均よりも 10 ポイント近く高い」ことにも注目している．

コメント

　2021 年 8 月に千葉県柏市で 30 代の妊婦が新型コロナウイルスに感染し，自宅で早産し，その赤

ちゃんが死亡したニュースがありました．言葉を失うような本当に悲しいニュースでした．この妊婦の方はどんなに心細かったでしょう…．そして，こういったことは氷山の一角で，新型コロナウイルス感染症流行の中で育児をされている女性が孤独を感じ，困難を感じることは，今まで以上に多いのだろうと思います．

慢性腎臓病を合併する2型糖尿病患者における SGLT-2阻害薬とGLP-1受容体作動薬の使用は，心血管イベントおよび腎関連アウトカムを改善するか？

黒田 格

Department of family medicine,SUNY Upstate Medical University

Yamada T, Wakabayashi M, Bhalla A, Chopra N, et al. Cardiovascular and renal outcomes with SGLT-2 inhibitors versus GLP-1 receptor agonists in patients with type 2 diabetes mellitus and chronic kidney disease: a systematic review and network meta-analysis. Cardiovasc Diabetol. 2021 Jan 7;20(1):14.

背景：2型糖尿病に対するSGLT-2阻害薬・GLP-1受動態作動薬（GLP-1RAs）に関する様々なエビデンスが蓄積される中，これら2つを比較した研究はなかった．

方法：この系統的レビューでは，慢性腎臓病（eGFR <60 ml/min/1.73m^2）を合併する2型糖尿病において，ネットワークメタアナリシスでSGLT-2阻害薬とGLP-1RAsの心血管イベントリスク（心血管死，心筋梗塞，脳梗塞）と腎アウトカム（末期腎不全，腎機能悪化，アルブミン尿，腎関連死）を間接比較した．

結果：13個のランダム化比較試験が選択された，全患者数は32,949人であった．SGLT-2阻害薬による心血管・腎イベントの相対危険度は（RR[95%CI]; 0.85[0.75-0.96]と0.68[0.59-0.78]）と減少していた．一方で，GLP1RAsでは心血管・腎イベントの相対危険度は減少していなかった．GLP1RAsと比較して，SGLT-2阻害薬では，心血管イベントは有意差を示さなかったが，腎イベントは有意に減少していた（0.79[0.63-0.99]）．

結論：慢性腎臓病を合併する2型糖尿病患者では，SGLT-2阻害薬は有意に心血管・腎イベントのリスクを減少させたが，GLP1RAsでは有意差を示さなかった．GLP1RAsと比較すると，SGLT2阻害薬は有意に腎イベントを減らす事が示された．

コメント

非常にrelevantで重要なテーマですね！腎イベントの定義に注意して読む必要がありますが，eGFR <60 ml/min/1.73m^{2}の2型糖尿病患者に対しては，SGLT-2阻害薬を検討したいですね！

ジェネラリスト教育実践報告 投稿論文募集
（Generalist Education Practice Report）

　「ジェネラリスト教育コンソーシアム」（Chairman 徳田安春先生）は，2011 年に発足以来，年 2 回の研究会と 2 冊の Mook 版を刊行して，その成果を公表するともに，医学教育への提言を行ってきました．
http://kai-shorin.co.jp/product/igakukyouiku_index.html
　このたび，本 Mook 版の誌面の一層の充実を図るために，「ジェネラリスト教育実践報告」の投稿を募ります．

投稿規程

- ・ジェネラリスト教育および活動に関する独創的な研究および症例報告の論文を募ります．
- ・本誌編集委員会による校閲を行い，掲載の採否を決定します．
- ・編集委員のコメント付きで掲載します．
- ・本誌掲載論文は、医中誌および科学技術振興機構（JST）の「J-GLOBAL」に収載されます．
- ・掲載は無料です．
- ・見本原稿は下記の URL からご覧ください．
    https://drive.google.com/open?id=1Vj8deM_NLlxQ-ClGtHDGBvbuZ5arr3Ou）.
- ・本誌編集委員会の選考により，掲載論文の中から毎年「ベスト・ペーパー賞」1 論文を選びます．

下記のようにお書きください．
- ・題名：実践報告の特徴を示す題名をお書きください（英文タイトル付き）
- ・著者名（英文付き）
- ・ご所属（英文付き）
- ・Recommendation：ジェネラリストの教育および活動への提言を箇条書きで 3 点ほどお書きください．
- ・和文要旨：400 字以内（英文要旨 200 words 付き）
- ・Key Words：日本語とその英語を 5 語以内
- ・本文：3000 字以内．見出しを起こし，その後に本文をお書きください．
- ・引用文献：著者名，題名，雑誌名，年号，始めのページ - 終わりのページ．
- ・図表は：1 点を 400 字に換算し，合計字数の 3,000 字に含めてください．
- ・本文は Word file，図表はＰＰＴ file でご寄稿ください．
- ・引用，転載について：他文献からの引用・転載は，出典を明記し，元文献の発行元の許可を得てください．著作権に抵触しないように，そのままの図表ではなく，読者が理解しやすいように改変されることが望まれます．その場合も出典は明記してください．

投稿論文の寄稿先：株式会社　カイ書林　E-Mail: generalist@kai-shorin.co.jp

ジェネラリスト教育コンソーシアム vol.16
再生地域医療 in Fukushima

発　　行	2022 年 2 月 4 日　第 1 版第 1 刷 ©
編　　集	鎌田一宏
	東　光久
発 行 人	尾島　茂
発 行 所	〒 337-0033　埼玉県さいたま市見沼区御蔵 1444-1
	電話　048-797-8782　FAX　048-797-8942　e-mail：generalist@kai-shorin.co.jp
	HP アドレス　http://kai-shorin.co.jp
	ISBN　978-4-904865-60-6　C3047
	定価は裏表紙に表示
印刷製本	小宮山印刷工業株式会社
	© Kazuhiro Kamata

ジェネラリスト教育コンソーシアム

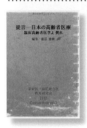
Vol.1
提言—日本の高齢者医療

編集：藤沼 康樹
2012 年　B5　160 ページ
ISBN978-4-906842-00-1
定価：3,600 円＋税

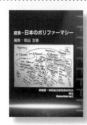
Vol.2
提言—日本のポリファーマシー

編集：徳田 安春
2012 年　B5　200 ページ
ISBN978-4-906842-01-8
定価：3,600 円＋税

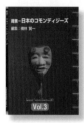
Vol.3
提言—日本のコモンディジーズ

編集：横林 賢一
2013 年　B5　170 ページ
ISBN978-4-906842-02-5
定価：3,600 円＋税

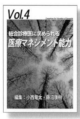
Vol.4
総合診療医に求められる
医療マネジメント能力

編集：小西 竜太，藤沼 康樹
2013 年　B5　190 ページ
ISBN978-4-906842-03-2
定価：3,600 円＋税

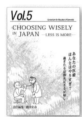
Vol.5
Choosing wisely in Japan
—Less is More

編集：徳田 安春
2014 年　B5　201 ページ
ISBN978-4-906842-04-9
定価：3,600 円＋税

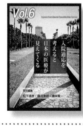
Vol.6
入院適応を考えると
日本の医療が見えてくる

編集：松下 達彦，藤沼 康樹，横林 賢一
2014 年　B5　157 ページ
ISBN978-4-906842-05-6
定価：3,600 円＋税

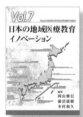
Vol.7
地域医療教育イノベーション

編集：岡山 雅信，藤沼 康樹，本村 和久
2015 年　B5　158 ページ
ISBN978-4-906842-06-3
定価：3,600 円＋税

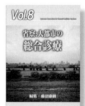
Vol.8
大都市の総合診療

編集：藤沼 康樹
2015 年　B5　191 ページ
ISBN978-4-906842-07-0
定価：3,600 円＋税

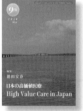
Vol.9
日本の高価値医療
High Value Care in Japan

編集：徳田 安春
2016 年　B5　219 ページ
ISBN978-4-906842-08-7
定価：3,600 円＋税

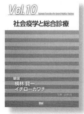
Vol.10
社会疫学と総合診療

編集：横林 賢一，イチロー カワチ
2018 年　B5　142 ページ
ISBN　978-4-904865-33-0
定価：3,600 円＋税

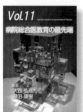
Vol.11
病院総合医教育の最先端

編集：大西弘高，藤沼康樹
2018 年　B5　178 ページ
ISBN978-4-906845-39-2
定価：3,600 円＋税

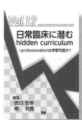
Vol.12
日常臨床に潜む
hidden curriculum

編集：梶有貴，徳田安春
2019 年　B5　188 ページ
ISBN978-4-906845-45-3
定価：3,600 円＋税

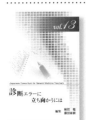

Vol.13
診断エラーに立ち向かうには

編集：綿貫 聡，藤沼 康樹
2019 年　B5　168 ページ
ISBN978-4-906845-47-7
定価：3,600 円＋税

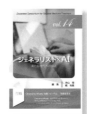

Vol.14
ジェネラリスト× AI
来たる時代への備え

編集：沖山 翔，梶 有貴
2020 年　B5　254 ページ
ISBN978-4-906845-53-8
定価：3,600 円＋税

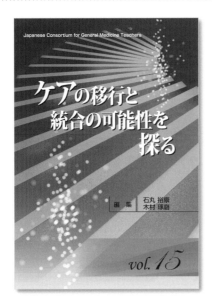

Vol.15
ケアの移行と統合の可能性を探る
編著： 石丸 裕康
木村 琢磨

定価：3,600 円（＋税）
ISBN　978-4-904865-56-9　C3047
2020 年 12 月 25 日　第 1 版第 1 刷 244 ページ

目次

ジェネラリスト教育コンソーシアム事務局 ㈱カイ書林
〒337-0033 埼玉県さいたま市見沼区御蔵 1444-1
電話 048-797-8782　FAX 048-797-8942
e-mail：generalist@kai-shorin.co.jp